O TAO DA BELEZA

O TAO DA BELEZA

Segredos chineses de ervas para você se sentir bem e ficar bonita

Helen Lee

Tradução
GILSON CÉSAR CARDOSO DE SOUSA

EDITORA CULTRIX
São Paulo

Título do original: *The Tao of Beauty*.

Publicado mediante acordo com a Broadway Books, uma divisão da Random House, Inc.

O primeiro número à esquerda indica a edição, ou reedição, desta obra. A primeira dezena à direita indica o ano em que esta edição, ou reedição, foi publicada.

Edição	Ano
1-2-3-4-5-6-7-8-9-10-11	02-03-04-05-06-07-08-09

Direitos de tradução para o Brasil
adquiridos com exclusividade pela
EDITORA PENSAMENTO-CULTRIX LTDA.
Rua Dr. Mário Vicente, 368 — 04270-000 — São Paulo, SP
Fone: 272-1399 — Fax: 272-4770
E-mail: pensamento@cultrix.com.br
http://www.pensamento-cultrix.com.br
que se reserva a propriedade literária desta tradução.

Impresso em nossas oficinas gráficas.

Este livro é dedicado à minha mãe, que me guiou com sua sabedoria profunda e sempre me encorajou. Ela é a pessoa mais afetuosa e dedicada que conheço, e ajuda os necessitados sem esperar gratidão ou recompensa.

Meu objetivo é ser uma pessoa tão grande quanto ela e uma mãe igualmente boa para minha filha Samantha, que me deu a maior das alegrias.

AGRADECIMENTOS

Quero agradecer à minha mãe, às minhas irmãs — Betty, Doris, Fanny, Janice, Lisa e Robin —, a meu irmão, Tim, e a meu falecido pai por dividirem comigo o seu conhecimento, fornecendo-me referências e encorajando-me quando eu mais precisava de apoio. Agradeço também aos maravilhosos conselheiros e professores que foram os doutores Jie He Li, Yue Chan e James Ji. Não poderia esquecer também meu marido, Lance, pela ajuda, conselho e amparo. Este livro não seria possível sem eles.

Agradecimentos igualmente a toda a equipe do Helen Lee Spa, particularmente minha gerente, Tina, e minha assistente, Arlene, pela ajuda. Também os clientes do spa contribuíram para o livro. Meus amigos Cydna Moore, George Sing, George Fan, Peter Regna, Scott Shellstrom, Steve Prezant, Steve Forrest e Joe Zaino sempre estiveram à disposição quando precisei deles.

Um agradecimento especial à minha agente, Katharine Sands, que de muitas maneiras ajudou a tornar o livro possível, e a Sallie Batson, que colaborou na redação do texto. Kimberly Blackwood forneceu receitas e também colaborou na redação.

Agradeço também a Tracy Behar, minha editora, que acreditou em mim e soube compreender o livro... sem poupar tempo nem paciência. O livro nunca seria possível sem a orientação, o apoio editorial, a compreensão e a paciência de Tracy e sua assistente, Angela Casey, da Broadway Books.

SUMÁRIO

A HARMONIA DO CORPO

Antes de começar um programa de saúde, de dieta ou de exercícios como o descrito neste livro, consulte um médico para ter certeza de que o novo regime é apropriado, principalmente se você já teve alguma doença ou problema de saúde. A autora e a editora eximem-se de toda responsabilidade por quaisquer efeitos prejudiciais que possam resultar do uso ou aplicação das informações aqui contidas.

O Tao

é a respiração que nunca cessa.

É a Mãe de Toda a Criação.

É a raiz e o solo de cada alma

— a fonte inestancável do Céu e da Terra.

Fonte infinita, infinito rio,

Rio sem forma, rio sem águas

Que flui invisível pelas distâncias.

. . . Jamais termina

e jamais se esgota.

— Lao Tsé

NOTA DA AUTORA

Muitos ocidentais acham difícil entender a filosofia chinesa da saúde e da beleza. Ao escrever este livro, pude avaliar a importância dessa filosofia antiga na minha educação. Já adulta, resolvi estudar formalmente a medicina chinesa das ervas a fim de ampliar e aprofundar meus conhecimentos. Mudei-me para os Estados Unidos no início da adolescência, entrando assim em contato com os métodos ocidentais em idade relativamente tenra. Conhecendo tanto a cultura oriental quanto a ocidental, aprendi a respeitar e a valorizar tudo aquilo que uma e outra tinham a oferecer. São duas filosofias muito diferentes, mas espero conseguir fazer-me entender.

O Tao da Beleza é um manual que contém as informações gerais e mais importantes sobre os conceitos chineses de saúde e beleza, em linguagem acessível à mulher moderna.

Por favor, leia o livro com a mente aberta. Nosso corpo é miraculoso. Dependendo da maneira como o alimentamos e tratamos, ele pode curar-se a si mesmo — ou produzir toxinas e espalhar doenças. A concepção chinesa começa pela prevenção e depois enfatiza a nutrição adequada para alcançar o equilíbrio. A harmonia e o equilíbrio integram todos os aspectos da nossa vida. Espero que o livro ajude a leitora em sua caminhada para uma vida mais saudável, mais bela e mais feliz. Aproveite-o!

INTRODUÇÃO

Todos conhecemos mulheres *bonitas* mas que dificilmente seriam consideradas *lindas*. Seus olhos podem ser "muito miúdos" ou "muito afastados"; seu nariz ou lábios, "muito grossos"; e seu rosto, bem longe do ideal. No entanto, têm algo a mais, um magnetismo — uma coisa que vem de dentro — que as faz atraentes. Por que possuem essa qualidade que só nos ocorre chamar de "brilho"?

Segundo a tradição chinesa, o caminho (*Tao*, que se pronuncia "dau") da beleza é apenas uma pista da estrada para a beleza radiosa. Nada há nisso de especial. Beleza é saúde; saúde é beleza. Camadas de maquilagem não podem camuflar um corpo doente ou — como nós, chineses, o consideramos — fora de equilíbrio.

Isso quase sempre surpreende as clientes que vêm pela primeira vez ao meu spa em busca de tratamento de pele e conselhos sobre aplicação de maquilagem. Os aspectos nutricionais do programa de beleza que recomendo estão profundamente enraizados nas práticas da medicina chinesa tradicional. Para os chineses, o termo "medicina" significa um caminho para a vida saudável e não um tratamento de doenças. Esses conceitos diferem muito da cultura ocidental da beleza.

Embora os cosméticos e os cuidados de pele possam melhorar a aparência externa da mulher, a verdadeira beleza tem de estar firmemente alicerçada no equilíbrio e na saúde. Cabelos resistentes e brilhantes; olhos claros e luminosos; pele lisa e corada; e unhas fortes e rosadas: eis as bases que a maquilagem apenas retoca. Não se pode melhorar o que não existe. Eis por que o caminho para a beleza, tal como traçado neste livro, está inextricavelmente ligado à saúde perfeita.

O nosso corpo está sempre se renovando. Células velhas morrem e células novas nascem. Se alimentarmos corretamente essas células, ficaremos com toda certeza mais saudáveis, mais fortes e, conseqüentemente, mais bonitas a cada dia.

Graças à experiência que adquiri como modelo fotográfico da Agência Ford e no meu spa, descobri que algumas das mais belas mulheres são justamente aquelas que criaram seus próprios programas de beleza e bem-estar, com base nessa filosofia do equilíbrio. Não importa quão atarefadas sejamos; regenerar o nosso corpo e renovar o nosso espírito é um presente que devemos não apenas a nós mesmas, mas também àqueles que amamos. Como diz um velho ditado chinês, "De poço vazio não se tira água". Quando reservamos algum tempo — ainda que uns poucos minutos por dia — para nos revitalizar, passamos a ter muito mais a compartilhar com aqueles que nos cercam.

O *Tao da Beleza* oferece muito mais que um método pronto e rápido de dieta, exercícios e truques de maquilagem. Ele proporciona uma base de técnicas e receitas para o equilíbrio e o bem-estar que fortificarão o seu corpo em saúde e beleza. Como sabemos, expedientes apressados são transitórios, durando apenas enquanto a pressão do cotidiano prevalece sobre as nossas melhores intenções. Eu, porém, vou sugerir-lhe em linguagem clara e precisa um caminho de vida, ou Tao, para que você libere o poder de sua beleza e serenidade.

Meus antepassados chineses eram curadores e herbanários. Graças a essa herança, aprendi a antiga filosofia do Tao. Em primeiro lugar, mostrarei como determinar o seu tipo básico de acordo com os princípios chineses — yin, yang ou yin/yang (equilibrado) —, para que em seguida você mesma possa elaborar seu programa de beleza e bem-estar. Revelarei como preparar uma série de receitas simples e fáceis de pratos e chás deliciosos, além de ungüentos que, aplicados ao corpo, darão excelentes resultados.

Ao contrário dos manuais ocidentais de beleza, dieta e ginástica que prescrevem uma rotina rigorosa, a ser seguida à risca para obtenção de resultados específicos, O *Tao da Beleza* oferece um programa que pode ser adaptado às necessidades físicas da pessoa. Você aprenderá a perceber como se sente e a descobrir o que o seu corpo precisa corrigir ou manter para preservar o delicado equilíbrio de sua energia vital, ou *chi*.

Como mãe muito atarefada, sei que o tempo é sempre curto. Por isso, quis estar certa de que o programa que você vai elaborar para si mesma e as receitas que utilizará sejam simples. Diversos ingredientes para esse Tao recém-descoberto já se encontram na sua despensa ou no supermercado da esquina. Por exemplo, você encontrará duas ervas com formidáveis propriedades curativas, *xiohuixiang* e *dingxiang*, mascaradas sob os nomes de funcho e cravo, respectivamente. Alguns produtos asiáticos, como o ginseng e a geléia real, já são conhecidos no Ocidente. Esses e muitos outros itens menos conhecidos, como o *dang quai*

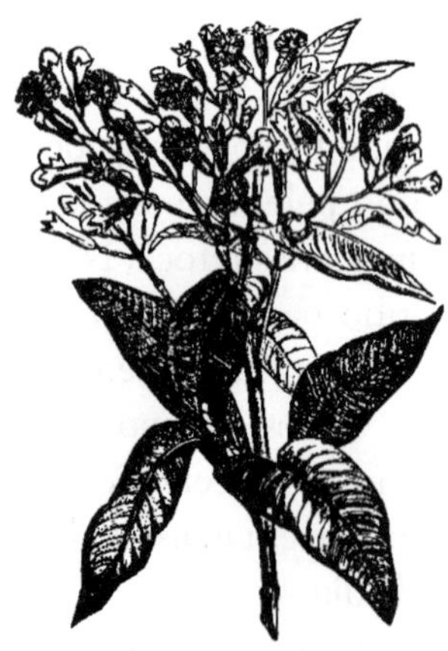

Pé de cravo (*Syzygium aromaticum*)

e as ameixas vermelhas secas, podem ser comprados a baixo preço nas boas casas de produtos naturais. Insisti em que as receitas exigissem um mínimo de habilidade culinária e de utensílios — nada mais que um liqüidificador, panelas de vidro ou ágata e alguns pratos de vidro.

Convido-a, pois, a juntar-se a mim nesta jornada iluminada. Esqueça tudo o que sabe sobre o seu corpo; suspenda suas opiniões sobre como deveria parecer e o que é bonito. Vou ensinar-lhe uma nova maneira de pensar que, na verdade, é velha de séculos.

A BELEZA COMEÇA COM A SAÚDE

1
EQUILÍBRIO É BELEZA, BELEZA É SAÚDE

O SIGNIFICADO DO TAO DA BELEZA

Durante séculos, o estudo da medicina chinesa das ervas considerou a beleza uma das conseqüências da boa saúde. Os conceitos de saúde e beleza são inseparáveis, centrando-se no bem-estar total das funções internas e externas do corpo. Para um máximo de saúde e beleza, o bom físico e a aparência juvenil começam pela saúde interna, o que inclui a manutenção do equilíbrio entre *yin* e *yang*, *chi* e circulação sanguínea.

Para se extrair o melhor de *O Tao da Beleza*, é importante compreender os princípios fundamentais do pensamento chinês. Vários conceitos cruciais se aplicam, quer falemos de beleza ou do tempo. No topo da lista está o princípio do Todo Orgânico, seguido pela teoria do Yin e do Yang. Há, além disso, o *chi* ou energia vital, os Cinco Elementos, os Seis Efeitos Climáticos da natureza e as Cinco Emoções.

Se você utilizar esses pontos capitais como roteiro para sua nova aventura, garanto-lhe que logo estará em contato com o seu corpo — e a sua beleza — como nunca antes.

BREVE HISTÓRIA DA MEDICINA CHINESA

Venho de uma família de herbanários e, desde a infância, ouvi histórias sobre o trabalho impressionante de grandes pioneiros como o imperador Shen Nong, que introduziu a agricultura na China por volta de 3000 a.C. Segundo a lenda, Shen Nong ficara intrigado com o número e a variedade de plantas à sua volta e começara a fazer experimentos com ervas. Primeiro de uma longa linhagem de "pesquisadores" chineses de plantas, ele e seus discípulos testaram milhares de espécies — degustando-as, cozinhando-as, preparando chás com elas. Ao longo de seu delicado e dedicado estudo descobriram, graças a observações sagazes e meticulosas, que muitas daquelas plantas não só tinham gosto bom como tornavam as pessoas saudáveis e vigorosas. A grande variedade e os muitos efeitos das ervas foram um desafio para Shen Nong e tantos outros que o seguiram em sua busca. Algumas plantas induziam o sono, outras a vigília; algumas aliviavam a dor ou ajudavam os enfermos a se recuperar até mesmo das doenças mais graves. Eles descobriram também que certas ervas suavizavam a pele, embelezando-a, e outras rejuvenesciam e revitalizavam as pessoas.

As receitas foram passadas de geração em geração e aperfeiçoadas até que, séculos depois, no reinado de Huang Di, da dinastia Han (206 a.C. — 220 d.C.), esse conhecimento foi recolhido e incorporado num livro intitulado *O Livro Clássico de Medicina do Imperador Amarelo*. Este é geralmente reconhecido como um dos primeiros textos chineses de medicina formal.

Minha mãe, que descende de antiga linhagem de herbanários chineses, é uma adepta ardente da medicina chinesa tradicional. Servia à família alimentos destinados a manter o equilíbrio interno de todos, o que nos manteve fortes e saudáveis. Em vez de correr à farmácia em busca de pílulas quando caíamos doentes, ela preparava pratos que sabia capazes de corrigir qualquer desequilíbrio orgânico. Fazia tônicos especiais que reforçavam nosso sistema imunológico ou apressavam nossa convalescença, ajudando nosso corpo a renovar o equilíbrio interno. Também preparava pomadas, sais de banho e outros tratamentos tópicos que aumentavam o bem-estar geral, embelezavam a pele e fortaleciam os cabelos.

Poucas coisas são mais eficazes do que as fórmulas chinesas à base de ervas para manter o equilíbrio no corpo humano. Vou mostrar a você que um regime de beleza completo pode basear-se num programa nutricional balanceado, concebido para estimular a saúde. Esse alto nível de saúde fundamenta a beleza e a prevenção de doenças. A medicina ocidental é excelente para as intervenções críticas — raios X para ossos quebrados, cirurgia, diagnose, etc. —, mas não encara o bem-estar total dessa perspectiva chinesa tradicional.

Quando terminar a leitura deste livro, você já conhecerá os alimentos necessários para trazer equilíbrio ao seu sistema. Incorporará itens comuns à sua dieta, percebendo naturalmente que eles estão nutrindo seu corpo no nível celular, estimulando seus cabelos a crescer sem encanecer, purificando seu corpo de toxinas que causam envelhecimento e, até, tornando suas unhas mais compridas e fortes.

O ponto de partida para qualquer estudo dessa prática antiga é um conceito que chamamos de Todo Orgânico.

O TODO ORGÂNICO

Toda vida faz parte da natureza — um todo orgânico que inclui a Terra e o cosmo. Observe que eu disse "parte da natureza", como diria parte de um todo.

Quando o tempo esfria, sabemos que será preciso usar mais roupas para permanecermos quentes. No inverno, ingerimos alimentos mais pesados e substanciais — raízes, sopas fumegantes e por aí além —, que aquecem o corpo a partir de dentro; no verão, entretanto, ingerimos pratos leves e frios. No auge do verão, precisamos de líquidos refrescantes e alimentos com elevado grau de umidade para repor os fluidos perdidos com a transpiração. A natureza nos dá frutos e legumes sumarentos que permitem atender facilmente a essa necessidade.

A natureza está sempre dentro de nós e à nossa volta. Os mares e as florestas nos dão o oxigênio que inspiramos para manter a vida. Em contrapartida, expiramos o dióxido de carbono, de que as árvores e outras plantas precisam para a fotossíntese. Quando estamos em harmonia com os ritmos da natureza, temos uma sensação de saúde e bem-estar. Quando nos opomos a essas forças, sentimo-nos nervosos, desanimados e, em casos extremos, doentes. O envelhecimento prematuro pode resultar também de desequilíbrio em nosso corpo.

Quando eu ia e vinha entre Nova York e Paris, Nova York e Roma, Roma e Hong Kong, Hong Kong e Nova York para atender a meus compromissos como modelo, meu "relógio" orgânico estava sempre atrapalhado devido às mudanças de fuso horário. Meu sono era tão irregular, que muitas vezes eu acordava completamente exausta. Sentia-me esgotada por mais que dormisse, desidratada por passar tanto tempo no ambiente despressurizado dos aviões. E faminta. Realmente faminta. O estilo equilibrado e saudável de comer que minha mãe me ensinara estava fora de cogitação. Na época, achava que era coisa muito fora de moda. Afinal de contas, eu era uma garota moderna!

Gostava da vida de modelo internacional, mas em pouco tempo minha aparência começou a sofrer. Os cabelos perderam o brilho, a pele ficou seca e com rachaduras em algumas áreas ou cheia de acne em outras. Eu não tinha mais nenhuma energia. Estava sem harmonia, sem equilíbrio. E meu corpo mostrava isso. Consultei diversos médicos ocidentais, que me trataram com antibióticos e injeções. A pele realmente melhorava, mas essa recuperação durava pouco tempo, de modo que eu sempre voltava ao médico. Obviamente, com meu rosto naquele estado, não podia mais trabalhar; resolvi então visitar meus pais, que moravam no Arizona. Imediatamente mamãe começou a me dar alimentos e tônicos de que meu corpo precisava para curar-se, e a preparar máscaras e tonificantes para aliviar as manchas e dores que devastavam minha pele. Em uma semana ou duas, a vermelhidão e a secura cederam e a energia voltou. Logo, com o equilíbrio restaurado e o *chi* fluindo livremente, recuperei meu eu viçoso novamente.

Ao falar do Todo Orgânico e dos princípios do yin e yang, devemos nos lembrar de que essas leis não são absolutas. Na verdade, variam muito, como o tempo e o mundo que nos cerca. Todos já começamos um dia que prometia ser fácil, de ritmo equilibrado, apenas para terminar em violenta cólera yang quando perdemos o avião para o Caribe ou quando tudo teve de ser suspenso devido a uma nevasca bem yin que cobriu a cidade. Conscientizando-nos da possibilidade de mudanças no equilíbrio de nosso corpo e de nossa vida, podemos preservar o alto nível de bem-estar e beleza.

YIN E YANG

Ao longo de toda essa pesquisa, os antigos sábios chineses formularam a chamada "Teoria dos Princípios Opostos". Em termos simples, quer isso dizer que todas as forças da natureza têm duas faces iguais, porém contrárias (e muito necessárias): deficiência e excesso, frio e quente, recessivo e dominante, negativo e positivo, escuridão e luz. Yin e yang representam essas duas forças básicas universais. Quando os componentes iguais e interdependentes estão em equilíbrio, torna-se possível um movimento perfeito da força vital, do *chi* ou *qi* (pronuncia-se "tchi"). A energia yin move-se para dentro e para fora, afetando os órgãos internos e os fluidos corporais. A energia yang move-se para cima e para baixo, próximo à superfície do corpo.

Quando essas forças estão em harmonia, há equilíbrio. Havendo equilíbrio, há saúde perfeita. E havendo saúde perfeita, há beleza estonteante. Isso ocorre quando yin e yang estão em harmonia.

Os médicos chineses sempre insistiram em manter essas forças equilibradas em seus pacientes. Quando yin e yang estão em sincronia, a harmonia (e, portanto, a boa saúde e a beleza) prevalecem. Ao contrário dos médicos ocidentais, que se limitam a tratar a doença, os chineses são adestrados para se concentrar no bem-estar de seus pacientes. Um bom médico chinês só tem pacientes saudáveis.

A harmonia e o equilíbrio estão tão intimamente ligados na natureza que chegam a constituir o próprio tecido cultural da civilização chinesa. Até a mais humilde dona de casa tem essas idéias em mente quando prepara as refeições diárias da família.

Você, provavelmente, já pôs em prática o conceito de yin/yang — trata-se de uma forma absolutamente natural de viver. Por exemplo, dias quentes (yang) exigem alimentos frios (yin). Por isso a melancia sabe tão bem no verão: ela equilibra o calor que você sente no ambiente e dentro de seu próprio corpo. Dias frios (yin) exigem comidas quentes (yang). Poucas coisas são tão gostosas quanto uma sopa fumegante de galinha ou carne no auge do inverno.

Os caracteres chineses para yin e yang apresentam imagens vívidas de seu significado. O caráter para yin significa "sombra" ou ausência de sol, como em "o lado sombrio da montanha", ao passo que o caráter para yang significa "sol", como em "o lado ensolarado da montanha". Yin é frio ou gelado e calmo, yang é quente e ativo. A parte superior do corpo humano é yang, a parte inferior é yin; o exterior é yang, o interior é yin; as costas — que tomam mais sol — são yang, o peito é yin. Os braços, que são yang por natureza, têm também os lados yin e yang porque constituem extensões da parte superior do corpo. Quando você deixa pender os braços, nota que a parte externa fica exposta ao sol, enquanto a parte interna, colada aos flancos, não. O exterior é yang; o interior, yin.

Toda vida pode ser dividida em forças yin e yang iguais, porém opostas. A atração ou repulsão dessas forças contrárias, como a alternância de cargas elétricas entre o positivo e o negativo ou a atração de dois objetos magnéticos, torna possível o movimento e a mudança. Esse movimento gera a força vital subjacente, *chi*, em *toda* forma de vida. A energia yin é passiva e lenta, enquanto a energia yang é ativa e rápida. Yin e yang podem provocar o movimento de *chi*, mas cabe a nós manter e controlar o fluxo dessa força pelo nosso corpo.

Depois que você se conscientizar disso, identificará automaticamente qual energia e quais atividades são yin ou yang por natureza. O silêncio é obviamente yin, o ruído é yang; a paz e a estabilidade são yin, a guerra e a atividade são yang. Yin é energia fria; yang, energia quente.

Todos os seres vivos, inclusive o nosso corpo, estão em perpétuo estado de mudança, possibilitada pela ação recíproca de yin/yang. Muitos fatores contribuem para a mudança — aquilo que comemos, nosso nível de atividade, as pressões do trabalho e até o clima. Mas, embora possamos ser yin hoje e yang amanhã, nós geralmente seguimos um esquema, ficando o mais das vezes em uma das duas categorias.

CHI – A ENERGIA VITAL

No âmago do Tao da beleza encontra-se a força vital a que chamamos de *chi*. Embora toda forma de medicina tradicional partilhe o conceito de uma força que sustenta a vida, o termo *chi* não encontra equivalente perfeito em nossa língua. Os japoneses chamam a essa força de *ki* e os hindus, de *prana*. O termo grego é *pneuma*.

Na medicina chinesa, *chi* é interpretado de duas maneiras: interna e externamente. Internamente, é uma das três substâncias que permitem aos órgãos funcionar (as outras duas são o sangue e os fluidos corporais). Externamente, o *chi* é absorvido pela nutrição metabólica, contida nos alimentos e na água.

Chi move-se pelo corpo ao longo de uma rede de canais, ou meridianos, que governa o funcionamento do corpo, tal qual um sistema de irrigação leva água para o campo. Esses meridianos formam uma rede pela qual o *chi* se movimenta a fim de fortalecer os órgãos do corpo. Quando a energia é bloqueada ou flui com dificuldade por esses canais, os órgãos, os tecidos e até as células são privados da força necessária para seu pleno funcionamento. Um único bloqueio no fluxo do *chi* pode provocar danos ao organismo.

ACUPUNTURA, ACUPRESSÃO E EXERCÍCIO

Os sábios chineses estudaram os meridianos durante milhares de anos, aprimorando a arte medicinal que hoje conhecemos como acupuntura e sua terapia correlata, a acupressão, a fim de eliminar os bloqueios de energia e restaurar o equilíbrio. O acupunturista insere finíssimas agulhas nos meridianos apropriados para liberar a energia bloqueada e fazer com que o *chi* flua livremente, ao passo que o especialista em acupressão manipula pontos do corpo para estimular o fluxo do *chi*.

Os exercícios que controlam o fluxo do *chi* têm sido praticados sob muitas formas há milhares de anos. O exercício chinês chamado *Chi Kung* — *chi*, "energia" ou "respiração", "ar"; *kung*, "trabalho" ou "habilidade" — começou como uma dança terapêutica para eliminar o reumatismo e outros sintomas de doença. Com o tempo, tornou-se um programa completo de controle de energia baseado na respiração meditativa, em movimentos concentrados e nas artes marciais. Vou ensinar-lhe os exercícios básicos do *Chi Kung*, que aprendi com meus pais, no Capítulo 10, Exercícios para Energia (p. 175). Esses exercícios dirigem o fluxo do *chi* ao longo dos meridianos e energizam o corpo.

Existem doze meridianos principais, cada qual relacionado a órgãos específicos. Deles se ramifica uma complicada rede de canais suplementares, da qual os menores, cutâneos, correm logo abaixo da pele. Há aproximadamente 365 pontos de acupuntura, ou vórtices energéticos, ao longo dos canais principais, e muitos outros ao longo dos canais menores. É nesses pontos que o fluxo do *chi* costuma ser rompido. Geralmente, são encontrados em reentrâncias ou protuberâncias do caminho, como interseções de músculos, juntas ou cavidades ósseas.

Embora os meridianos não sejam visíveis para o olho humano, é possível às vezes senti-los. Por exemplo, há um ponto no montículo carnoso entre o polegar e o indicador que, pressionado, aliviará as dores de cabeça. Com o polegar e o indicador de sua mão direita, localize o ponto onde o polegar se liga aos ossos do indicador da mão esquerda e pressione levemente a carne. Se estiver com dor de cabeça, invariavelmente encontrará uma área macia. Essa área é o meridiano bloqueado. Pressione-a e massageie suavemente por um minuto. Relaxe a pressão e mude de mão, usando o polegar e o indicador da mão esquerda para massagear o meridiano da direita. Mais um minuto ou dois e você começará a sentir alívio da dor de cabeça. (Nota: este exercício não é recomendado para mulheres grávidas.)

OS QUATRO TIPOS DE CHI

Há quatro tipos de *chi*: inato ou original, peitoral, de nutrição e de defesa.

1. **Chi inato ou original** — É a força vital que herdamos de nossos pais. É a forma mais fundamental de *chi* e está armazenado nos rins.
2. **Chi peitoral** — Deriva sobretudo do ar que respiramos. Está armazenado nos pulmões.
3. **Chi de nutrição** — Essa energia é essencial para reabastecer e revitalizar os tecidos do corpo. Derivada do alimento e da água, circula no fluxo sangüíneo.
4. **Chi de defesa** — Essa energia externa protege o corpo de condições hostis como clima inclemente e até mesmo germes, enquanto mantém a temperatura do corpo graças à abertura e fechamento dos poros. Imagine-a como um campo de força que envolve e protege seu corpo.

Quando a energia flui livremente pelos canais ou meridianos, experimentamos não apenas saúde e vitalidade, mas também a plena expressão de nosso eu interior.

COMO FUNCIONA O CHI

Chi tem cinco funções primárias. Embora muito diferentes, estão estreitamente relacionadas. Servem para manter o corpo funcionando com eficiência e saúde.

1. **Ação de crescimento.** Segundo a maneira de pensar chinesa, a função inicial do *chi* é o crescimento. O *chi* é a fonte primária da energia responsável pelo crescimento e desenvolvimento do corpo. A falta do *chi* pode resultar em retardamento ou lentidão da evolução física e mental, produção insuficiente de sangue, má digestão, mau funcionamento dos intestinos, baixo nível de energia ou distúrbios metabólicos. Em

termos de beleza, as conseqüências são unhas fracas e curtas, cabelos quebradiços, queda de cabelos e perda da coloração ou viço da pele.

2. **Ação de aquecimento.** O *chi* é a fonte principal de calor do corpo, que preserva a saúde dos órgãos. A falta de *chi* pode provocar intolerância ao frio, especialmente nos membros. Pode provocar também vermelhidão nos lábios e excesso de secreção nasal. Quando o *chi* flui adequadamente, as maçãs de seu rosto e seus lábios ficam rosados.
3. **Ação de defesa.** O *chi* protege o corpo da invasão de toxinas, defendendo a superfície da pele. Sem uma quantidade suficiente do *chi* de defesa, você poderá contrair urticária, eczema e outras irritações tópicas da pele.
4. **Ação de controle.** O *chi* preserva o movimento de todos os fluidos ao longo do corpo, desde o sangue, suor e saliva até o esperma, urina e fezes. Mantém o sangue circulando e controla as secreções glandulares. A ação de controle evita também que os órgãos decaiam. Baixa quantidade de *chi* de controle pode provocar retenção de líquidos e ganho de peso.
5. **Ação de transformação.** O *chi* executa ações que afetam o metabolismo, provocando mudanças internas no corpo. Essa energia relaciona-se à energia vital do sangue e dos fluidos, bem como à digestão dos alimentos, transformando a essência destes na força de que o corpo necessita.

O Tao da beleza exige, pois, que mantenhamos um fluxo máximo de *chi*. Como você logo aprenderá, há várias maneiras simples de conseguir isso, sobretudo pelo uso de ervas e alimentos que sabidamente restauram o equilíbrio do corpo, além do cultivo de técnicas de respiração e exercícios associados à prática de *Chi Kung*, detalhada no Capítulo 10.

OS CINCO ELEMENTOS

Um dos fundamentos das filosofias chinesas tradicionais, inclusive a medicina e, conseqüentemente, o Tao da beleza, é a teoria dos Cinco Elementos — madeira, fogo, terra, metal e água. Consideradas pelos sábios antigos como essenciais à sustentação da vida, essas substâncias propiciam uma matriz para todas as formas de vida.

Comparativamente aos ciclos sazonais, a madeira identifica-se com a primavera; o fogo, com o verão; a terra, com o verão tardio; o metal, com o outono; e a água, com o inverno. Esse conceito provém diretamente dos antigos curadores chineses, para quem o *chi* se move pela natureza — inclusive nosso corpo — num circuito rítmico, ordenado e contínuo. Esses grandes curadores também identificaram a relação entre os Cinco Elementos e os órgãos de nosso corpo.

Assim como nascemos sob signos astrológicos específicos, que refletem a nossa personalidade, nossos órgãos têm seu próprio mapa relacionado aos Cinco Elementos. Possuímos cinco conjuntos orgânicos principais, que correspondem aos Cinco Elementos. Cada conjunto orgânico consiste em um órgão yin e em um órgão yang; os órgãos yin são sólidos, ao passo que os órgãos yang são cavernosos. O fígado (yin) e a vesícula biliar (yang) estão associados ao elemento madeira; o coração (yin) e o intestino delgado (yang) ao elemento fogo; o baço e o pâncreas (yin) e o estômago (yang) estão associados ao elemento terra; os pulmões (yin) e o intestino grosso (yang) ao elemento metal; e os rins (yin) e a bexiga (yang) se ligam ao elemento água. Na página 38 temos um quadro que resume a maneira como os chineses vêem o corpo humano.

Os Cinco Elementos representam as cinco etapas que caracterizam *todas* as mudanças. Se compreendermos esse conceito, aprenderemos a restaurar o equilíbrio yin/yang em nosso corpo, e a preservar a saúde e a beleza do Todo Orgânico.

COMO A ENERGIA FLUI PELOS CINCO ELEMENTOS E SEUS CORRESPONDENTES CONJUNTOS ORGÂNICOS

O diagrama circular da p. 28 ilustra como a energia de nutrição dos Cinco Elementos e seus correspondentes conjuntos orgânicos flui de um elemento para outro num ciclo "criador" e energizador, enquanto o diagrama em forma de estrela mostra as propriedades controladoras ou limitadoras desses mesmos elementos e conjuntos orgânicos. Assim como a relação entre mãe e filho, os elementos nutrem-se uns aos outros. Além disso, cada elemento possui também a qualidade disciplinadora da relação entre pai e filho. Tentarei explicar, da melhor maneira possível, o fluxo de energia entre os Cinco Elementos.

Começando pela madeira, siga-me ao redor do círculo:

- A madeira queima ou alimenta o fogo. Uma vez queimada, as cinzas se tornam parte da terra.
- Assim, o fogo gera a terra.
- A terra — fonte do minério — gera o metal.
- O metal — ou os minerais — se dissolve na água e conseqüentemente a energiza.
- A água mantém as árvores — a madeira — vivas.

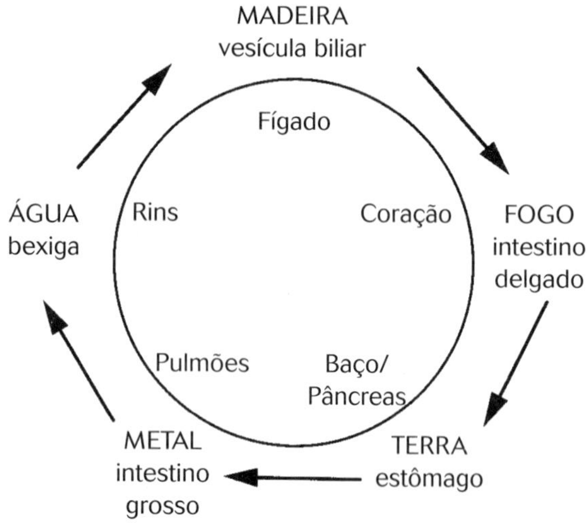

A Energia Nutriz entre os Cinco Elementos e seus órgãos correspondentes
NOTA: Os órgãos yang estão fora do círculo; os órgãos yin, dentro.

Examine agora comigo o diagrama em forma de estrela, que mostra como os elementos se controlam ou restringem.

- O metal controla ou restringe a madeira: o machado abate a árvore.
- A madeira restringe a terra: as raízes da árvore deslocam o solo.
- A terra limita a água: o dique detém o rio.
- A água restringe ou extingue o fogo.
- O fogo controla ou derrete o metal.

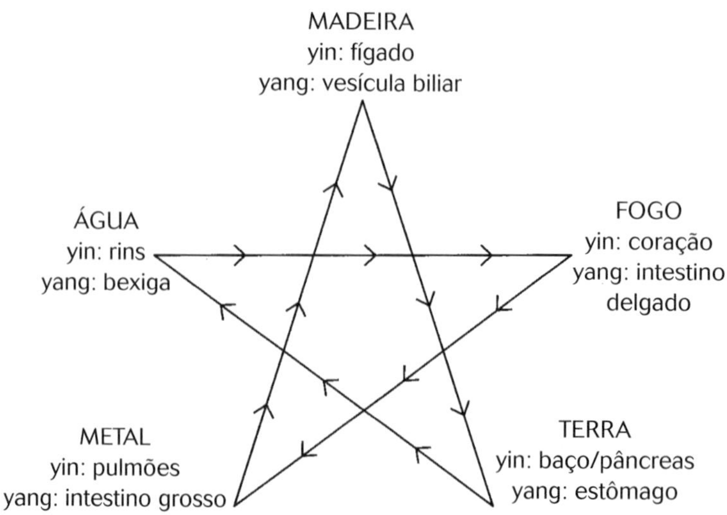

A Energia Controladora ou Restritiva entre os Cinco Elementos e seus órgãos correspondentes

Os antigos médicos herbanários chineses aplicavam a teoria dos Cinco Elementos para explicar como os nossos órgãos funcionam em sua mútua relação dentro do todo. Se você observar o quadro da página 38, perceberá a maneira pela qual os órgãos correspondentes se nutrem e controlam uns aos outros, como acontece aos Cinco Elementos. Por exemplo, os pulmões, que correspondem ao metal, nutrem os rins, que correspondem à água. Os pulmões também dispõem de energia controladora em volta do fígado, que corresponde à madeira. Nós gozamos da máxima saúde quando essas relações estão equilibradas, dando-se o contrário quando estão em desarmonia.

OS SENTIDOS DA FACE E OS TECIDOS CORRELATOS

No afã de entender como o corpo funciona, os sábios antigos perceberam inúmeras conexões entre os Cinco Elementos e os cinco conjuntos orgânicos do corpo. Viram também uma ligação entre a face, os conjuntos orgânicos e os tecidos. Dividiram a face em cinco segmentos ou "sentidos", e o resto do corpo em cinco conjuntos de tecidos correlatos, cada qual correspondente aos Cinco Elementos (ver quadro na página 38).

OLHOS, TENDÕES E UNHAS

Os olhos refletem a condição dos órgãos-madeira: o fígado e a vesícula biliar. Fígado preguiçoso, por exemplo, muitas vezes é diagnosticado pelos médicos ocidentais quando o paciente apresenta olhos amarelados. Também a face pode assumir um tom esverdeado quando a vesícula está fora de equilíbrio. Os médicos chineses observaram que esses mesmos pacientes sentiam extremo cansaço e dores articulares inespecíficas — sintoma indicativo de tendões rígidos, paralisados ou de *chi* estagnado.

A deficiência de sangue e energia no fígado provoca a desnutrição dos tendões, que pode resultar em tremores e amortecimento dos membros. Os chineses acreditam ainda que as unhas são constituídas pela mesma substância dos tendões e exigem os mesmos nutrientes. Unhas fortes e duras revelam que o fígado está saudável.

LÍNGUA E VASO

Diz um provérbio chinês: "A língua é filha do coração." Os órgãos-fogo, especialmente o coração, mas também o intestino delgado, estão ligados à língua. Quando o sangue circula livremente e em toda a plenitude, a língua — e o rosto todo — apresentam uma tonalidade ligeiramente rosada, brilhante e saudável. Um fluxo insuficiente de sangue torna a face e a língua esbranquiçadas.

O tecido relacionado com esse sentido facial é o *vaso*, termo utilizado pelos médicos chineses para designar o corpo todo. Sem um perfeito funcionamento do coração e do aparelho digestivo, o corpo perde o equilíbrio. O médico chinês observará a cor, a forma e o estado da língua para diagnosticar doenças.

BOCA E MÚSCULOS

A boca é o sentido facial ligado aos órgãos-terra. O *chi* vigoroso do baço estimula um apetite saudável, o bom funcionamento das papilas gustativas e lábios rosados. A boca é também a porta de entrada para o estômago, o órgão-terra yang, pela qual a nutrição dos alimentos que consumimos penetra nesse órgão primário da digestão. Assim se nutrem os sentidos faciais, neste caso os músculos do corpo.

NARIZ, PELE E CABELO

De igual modo, o nariz é o sentido facial ligado aos órgãos-metal, particularmente os pulmões, mas também o intestino grosso. Uma robusta função respiratória mantém a circulação de fluidos pelo corpo, o que provoca uma ampla e eficiente eliminação de resíduos e ativa a energia *chi* de defesa. Esta protege o corpo bloqueando a infiltração das toxinas contidas no ar através da superfície do corpo, deixando a pele úmida e brilhante.

Quando os órgãos-metal estão "limpos" e livres de toxinas, os cabelos e a pele ficam maravilhosamente saudáveis.

OUVIDOS E OSSOS

Os ouvidos são o sentido facial relacionado com os órgãos-água: os rins e a bexiga. O sistema ósseo constitui, neste caso, o tecido correlato. Há milhares de anos, os sábios chineses notaram que, se os rins de uma pessoa, que consideravam a base da vida, não funcionavam bem, a pessoa poderia morrer. Segundo a tradicional filosofia médica dos chineses, os rins se abrem para os ouvidos, de sorte que o meridiano energético que os une relaciona-se à audição. Quando os rins estão funcionando normalmente e recebem plena nutrição, a produção de medula óssea é estimulada, resultando em ossos mais fortes.

Outro sinal de rins sadios e de bom funcionamento da bexiga são os cabelos saudáveis e brilhantes, bem como dentes alvos e fortes.

Os médicos chineses tradicionais freqüentemente utilizam esses sentidos e os tecidos correlatos como ferramentas de diagnóstico. Nós os consideraremos como parte do quadro da beleza e bem-estar total.

OS SEIS EFEITOS CLIMÁTICOS DA NATUREZA: AS ESTAÇÕES

No Ocidente, consideramos meramente incidentais para a beleza e o bem-estar as mudanças de clima ou estação. Os chineses, porém, acreditam que essas alterações sazonais nos afetam profundamente, pois condições adversas podem abalar nosso equilíbrio natural, interna ou externamente, rompendo o escudo de energia que protege o nosso corpo.

Quando falamos em "clima", referimo-nos não apenas às condições exteriores do tempo, mas também ao nosso ambiente interno. Os Seis Efeitos Climáticos da Natureza — vento, calor, umidade, secura, frio e fogo — estão associados à progressão das estações: vento/primavera, calor/verão (diferente do calor associado ao fogo), umidade/verão tardio, secura/outono, frio/inverno. O fogo fica isolado, tanto como um dos Cinco Elementos (ver página 26) quanto como um dos Seis Efeitos Climáticos.

Essas condições podem existir sozinhas ou em combinação — vento-calor ou calor-umidade, por exemplo. Quando uma ou mais condições climáticas são excessivas, o corpo reage de maneiras específicas, que podem ser corrigidas pelo consumo de certos alimentos, os quais nutrirão e equilibrarão a energia quente e fria em cada sistema do corpo.

Lembremo-nos do Todo Orgânico: somos parte da natureza. Nosso corpo responde ao clima da mesma maneira que a terra. Assim como o excesso de calor queima e racha a superfície do solo, o calor excessivo racha e queima a nossa pele ou abre gretas em nossos lábios. Internamente, o fenômeno ocorre de acordo com nosso estilo de vida e os alimentos que ingerimos. Excesso de energia calórica, provocada pelo estresse, a cólera, o medo ou qualquer grau de emoção yang, ou ainda por alimentos ricos nesse tipo de energia — carnes muito temperadas, por exemplo —, podem perturbar a digestão, provocando constipação e mesmo lábios ressecados.

VENTO

Para a filosofia chinesa, o vento é a condição climática usualmente associada à primavera, mas pode ocorrer em qualquer época do ano. O vento se move velozmente, assim como a dor e o incômodo podem deslocar-se de uma parte a outra do corpo. Por sua própria natureza, o vento se combina freqüentemente com outras condições climáticas para agredir nosso corpo — umidade e vento, vento e calor.

Considera-se que o vento seja uma força externa. Quando ele ataca, tende a romper o escudo de energia da pele e invadir a parte superior do corpo. Os sintomas do excesso de vento incluem resfriados e gripes. Assim, quando o serviço de meteorologia predisser ventos fortes, melhor será ficar em casa ou vestir roupas apropriadas — cachecóis, óculos, chapéus — a fim de proteger o corpo das rajadas cortantes. Também precisamos aplicar cremes hidratantes para prevenir o ressecamento que afeta a pele e os lábios.

CALOR DE VERÃO

Embora geralmente associado ao verão, o calor excessivo pode ocorrer também na primavera e no outono. Opõe-se ao frio, mas pode igualmente provocar rachaduras na pele e nos lábios. O calor de verão estimula a oleosidade, gerando toda uma variedade de problemas de pele, além das queimaduras. O suor e os óleos sebáceos se combinam com a poluição do ar para bloquear e dilatar os poros. Procure limpar freqüentemente a sua pele e suprir os fluidos perdidos com cremes ou loções que a reidratarão. Beba bastante água.

O excesso de energia calórica interna é resultado do excesso de *chi* yang na vesícula biliar e nos rins, do estresse e do consumo de frituras ou comidas muito temperadas. Essa condição promove o acúmulo de energia yang — febres, furúnculos e congestão do rosto. Pode provocar sede exagerada, secura dos lábios e da língua ou, especialmente quando o corpo está com excesso de energia do calor de verão, odor forte da urina, devido às toxinas presentes no organismo. Essas toxinas provêm de alimentos mal digeridos e da putrefação de resíduos nos sistemas excretores. Tendemos a caminhar mais devagar com tempo muito quente e precisamos recuperar os fluidos perdidos pela transpiração, bebendo grande quantidade de líquidos refrescantes, sobretudo água, e comendo alimentos que esfriem o corpo — melão, hortelã, tofu, chá verde, pepino, abóbora, toronja, espinafre e tomate. O quadro de alimentos na página 53 traz outras sugestões de alimentos que contêm energia refrescante, os quais você deve incorporar à sua dieta.

UMIDADE

Dizem os chineses que a umidade é a energia dominante no início do outono, especialmente nos climas chuvosos. Um pouquinho de umidade pode, de fato, manter a pele macia e hidratada; mas, para certas pessoas, ela estimula a proliferação de germes e bactérias, o que expõe a pele à acne e outras infecções.

A umidade externa é provocada por condições climáticas como chuva, névoa, orvalho e mesmo bolor. A umidade excessiva é pegajosa e persistente. Os sintomas incluem reumatismo e artrite, dores, peso na cabeça e no corpo, entorpecimento de braços e pernas, inchaços, suores frios, fadiga, fastio, secreções densas do nariz e olhos, diarréia, enurese ou, ao contrário, retenção de urina. O segredo para corrigir essas condições é expelir os resíduos e toxinas do sistema, mediante alimentos e chás apropriados, além de tratamentos tópicos.

A umidade interna usualmente é causada pelo consumo excessivo de alimentos frios — alimentos que são servidos frios ou que contêm energia fria — e também por álcool, café, refrigerantes e doces (ver o quadro de alimentos na página 53). Em conseqüência, algumas funções do baço podem ser interrompidas, provocando severa pressão nas glândulas supra-renais. Quando o baço deixa de regular o fluxo de líquidos no corpo, o sistema de eliminação passa a funcionar mal. É importantíssimo que os resíduos do corpo sejam expelidos, do contrário, essas toxinas contaminarão o organismo todo, provocando resfriados e gripes, irritações de pele e dores articulares inespecíficas — aquelas "agulhadas" teimosas que você sente antes de chover. O desequilíbrio pancreático pode levar ao diabetes e a outras imunodeficiências ou condições degenerativas.

SECURA

A secura é mais comum no outono, mas pode manifestar-se como secura quente entre o final do verão e o começo do outono, ou como secura fria entre o fim do outono e o começo do inverno. Também pode ser criada artificialmente em qualquer época do ano — com lareiras e aquecedores (secura quente) ou aparelhos de ar condicionado (secura fria).

A secura, combinada com o calor ou o frio, é particularmente nociva aos pulmões. A secura interna e externa pode provocar desidratação e irritação de pele, gretamento dos lábios, constipação ou dificuldade de evacuação. A secura externa costuma baixar a resistência do corpo porque inibe seu escudo protetor de energia. Isso torna o corpo suscetível às doenças e aos distúrbios de imunodeficiência.

A secura interna pode drenar os líquidos do corpo. Quando excessiva, resulta em ressecamento da boca, nariz e garganta; tosse, especialmente a seca e asmática; sede constante; interrupção da transpiração e oligúria.

A melhor maneira de combater a secura é restaurar a umidade do ambiente e, sobretudo, do corpo. Vale a pena adquirir um umidificador para contrabalançar a ação do sistema de aquecimento e ar condicionado de sua casa. Cuide para que seu corpo permaneça hidratado por dentro e por fora. Cremes e loções hidratantes amenizarão o ressecamento, a irritação e a escamação da pele. Para garantir a umidade interna, tome de dez a doze copos americanos de água por dia e coma boa quantidade de alimentos suculentos: melão, pepino, mel, abacate, sementes de gergelim, abóbora, toronja, tomate, iogurte, etc.

Importante: pare de fumar. Extremamente prejudicial aos pulmões e trato respiratório, a fumaça do cigarro rompe o escudo protetor do corpo e diminui sua resistência.

FRIO

Geralmente associado ao inverno, o frio pode aparecer, como o vento, em qualquer época do ano, sobretudo depois do pôr-do-sol.

Todos sabem que, quando a temperatura está muito baixa, o nosso corpo se esforça para conservar seu calor. Os poros se fecham e os vasos capilares se contraem. O sangue flui para as faces, a fim de mantê-las aquecidas. O frio pode provocar rachaduras nos lábios e ressecamento, escamação ou gretas na pele. A exposição prolongada a temperaturas baixíssimas chega a provocar rompimento de capilares nas áreas desprotegidas. Embora, a princípio, o frio possa estimular o fluxo sanguíneo e os níveis de energia, logo depois esses níveis caem vertiginosamente para conservar o corpo aquecido, daí resultando uma pele esmaecida e até mesmo azulada. Preserve sua pele do frio externo usando roupas apropriadas e loções protetoras.

Os sintomas do frio interior excessivo incluem perda de apetite, má digestão, dores articulares ou artrite inflamatória, insensibilidade nos pés e mãos, memória fraca e fadiga. Essas condições revelam fraqueza geral ou metabolismo lento. Embora o excesso de frio interior seja causado freqüentemente por desequilíbrios dietéticos (sobretudo o consumo exagerado de alimentos que contêm energia fria), ele às vezes se deve a moléstias longas, cirurgias ou mesmo gravidez e parto. Tônicos especiais fabricados com ervas de energia yang, que geram calor interior — cravo, canela, cardamomo, gengibre, erva-doce, manjericão, alecrim e salva —, proporcionam alívio. Consulte o quadro de alimentos da página 53 para mais informações.

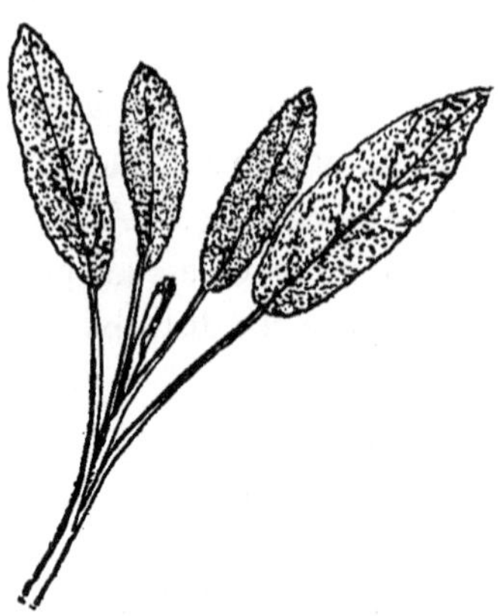

Salva (*Salvia officinalis*)

FOGO

A energia máxima de todas as estações, o fogo, é ao mesmo tempo um dos Cinco Efeitos Climáticos e um dos Cinco Elementos. Os chineses aplicam o termo "fogo" a *toda* condição climática extrema ou anormal em que os sintomas associados ao sistema *chi* original são intensificados.

Na essência, o fogo externo é similar ao calor, quando a porção externa de nosso corpo sofre os efeitos de um dia quente. Internamente, o fogo prevalece quando o *chi* corporal é superestimulado ou intensificado. Fumar ou ficar exposto à fumaça provoca "fogo pulmonar", ao passo que comer demais ou abusar de alimentos pesados e bebidas alcoólicas, com sintomas conseqüentes de indigestão, taquicardia, gases e até úlceras, gera o "fogo estomacal". O abuso de álcool e o alcoolismo crônico geram tanto o "fogo estomacal" *quanto* o "fogo hepático". Irritação e acessos de cólera também provocam o "fogo hepático". O fogo interno prolongado afeta permanentemente o sistema yang de órgãos de energia e, depois, os órgãos yin secundários.

Fogo interno excessivo pode causar febre, gripe, congestão ocular, gengivite e irritação da língua, para não mencionar erupções de acne. Nas mulheres, a ocorrência mais característica devida ao excesso de fogo interno são os problemas menstruais — ovulação dolorosa, incômodo pré-menstrual, cólicas, fluxo escuro e pegajoso, e irritabilidade.

A única maneira eficiente de proteger o sangue das devastações do fogo é praticar a moderação na dieta e no estilo de vida. Isso significa conservar o equilíbrio dos sistemas orgânicos nutrindo o corpo no nível celular.

Nos capítulos seguintes, apresentarei alguns remédios — de alimentos a fórmulas de aplicação tópica — tradicionalmente receitados para ajudar a contrabalançar as condições climáticas.

AS CINCO EMOÇÕES

Enquanto as alterações provocadas por condições climáticas são, em regra, externas, as alterações provocadas pelas emoções são, principalmente, internas. No Ocidente, esses achaques são considerados psicológicos e até mesmo imaginários. A tradição chinesa sustenta que cinco estados emocionais estão na origem de inúmeras condições físicas. Essas emoções são: cólera, alegria, tristeza/pesar, ansiedade/preocupação e medo. Quando elas estão em equilíbrio, o corpo é forte e tem menos doenças.

As emoções não *provocam* doenças, mas agravam-nas e chegam a lesar a saúde dos órgãos correlatos (ver quadro na página 38). Quando as emoções estão em harmonia ou equilíbrio, o corpo fica livre de moléstias; quando uma ou mais emoções são muito fortes ou muito fracas, sintomas físicos se manifestam.

Atualmente, os médicos ocidentais começam a aceitar o vínculo entre mente-corpo-espírito ou emocional-físico e doença. Os danos físicos radicados em condições emocionais já não são considerados psicossomáticos.

Os problemas oriundos de desequilíbrios nas Cinco Emoções são mais difíceis de tratar do que os oriundos de fatores climáticos. Afinal, experimentamos uma série de altos e baixos emocionais ao longo do dia. Casos há, porém, em que uma emoção se torna tão violenta, que subjuga o corpo e o espírito da pessoa.

CÓLERA

Descobriu-se que a cólera se relaciona com o fígado, de modo que o excesso de cólera pode alterar o fluxo do *chi* hepático, provocando danos nesse órgão. Para os chineses, a cólera provém de um excesso de energia quente (yang) na circulação sangüínea. Ela transforma o ressentimento e a indignação em inveja e frustração. Nós achamos que as pessoas coradas são mais sujeitas a destemperos emocionais do que as "pálidas".

A pessoa colérica apresenta geralmente um olhar esgazeado, com tensão nas juntas e tendões — punhos cerrados, maxilares contraídos, postura rígida. Se não for controlada, a cólera pode causar pressão alta, cefaléia, vertigem e até distúrbios do fígado ou da vesícula. A energia quente yang, produzida pela cólera e o desequilíbrio, freqüentemente se manifesta sob a forma de acne nas mulheres, antes ou durante o ciclo menstrual.

A cólera reprimida muitas vezes resulta na estagnação ou diminuição do fluxo do *chi* e, como no caso do excesso, pode provocar lesões no fígado e na vesícula.

ALEGRIA

Todos sabemos que a felicidade — alegria — faz bem ao coração. Essa energia pode nos dar uma bela aparência mas, como tudo na vida, o excesso de *qualquer coisa* não é bom para nós. Reza um antigo provérbio chinês que, quando alguém se sente extremamente alegre, seu espírito se dispersa e não pode mais ser recuperado. O excesso de alegria é visto, não como felicidade ou contentamento, mas como superexcitação e agitação. O excesso de alegria costuma provocar "nervosismo", inquietude e insônia porque essa emoção está diretamente ligada ao coração. Pode também gerar problemas intestinais como diarréia. Já a escassez de alegria se manifesta sob a forma de depressão e sonolência.

Quando a alegria está presente, o sentido facial — a língua — fica relaxado, risonho; o tecido correlato, o corpo ou *vaso*, está em harmonia.

ANSIEDADE/PREOCUPAÇÃO

Os sintomas da ansiedade vão da melancolia e depressão ao comportamento obsessivo e compulsivo. Essas emoções afetam o baço, pâncreas e estômago, alterando o fluxo de *chi* por esses órgãos. O sentido facial relacionado a essas emoções-terra é a boca, que nas horas de ansiedade pode ficar seca e tensa, com os lábios franzidos ou descaídos. Os músculos, que são o tecido correlato, mostram-se muitas vezes hirtos e retesados.

Segundo os chineses, o excesso de ansiedade pode resultar em grave fadiga muscular, náuseas, má digestão e às vezes até mesmo embranquecimento prematuro dos cabelos.

TRISTEZA/PESAR

No sistema chinês, tristeza e pesar estão associados aos pulmões e intestino grosso. O soluço, por exemplo, origina-se do interior dos pulmões. Essas duas emoções geralmente são tratadas da mesma maneira. A tristeza e o pesar, quando adequadamente expressos em resposta a um incidente ou estímulo emocional, são considerados saudáveis. No entanto, quando nos subjugam ou persistem por tempo indevido, as funções respiratórias — o trabalho dos pulmões — costumam ficar comprometidas. Quem já experimentou uma tristeza profunda ou lamentou um ente amado sabe que essa emoção poderosa revolve nossas entranhas, prova de que o intestino grosso pode ser bastante afetado.

As lágrimas de tristeza ou pesar afetam o sentido facial associado a essas emoções — o nariz —, provocando excesso de muco, e o tecido correlato, a pele, que pode então apresentar manchas violáceas, erupções e até rachaduras. O cabelo, que também é um tecido correlato, pode cair em ocasiões de profunda tristeza.

MEDO

Um pouquinho de medo pode ser uma boa coisa. Ele nos impede de cruzar imprudentemente ruas com trânsito pesado ou enveredar por becos escuros. Segundo a tradição chinesa, o medo afeta os rins e a bexiga, interrompendo o fluxo de *chi* nesses órgãos. O medo crônico e persistente — o excesso de medo — pode de fato lesar os rins ou a bexiga e provocar uma série de problemas, de incontinência urinária a cálculos renais, de infecções de bexiga a ejaculação precoce, nos homens.

Nas horas de medo, a audição se apura, conectando o sentido facial do ouvido a essa emoção. A tensão provocada pelo medo susta a produção de medula e associa o tecido correlato, os ossos, ao medo.

Consulte o quadro abaixo, "A Maneira Chinesa de Ver o Seu Corpo", para uma concepção mais clara de como os Cinco Elementos se relacionam aos cinco conjuntos orgânicos do corpo, sentidos faciais, tecidos correlatos e emoções. Essa conexão intricada explica por que o seu coração palpita de alegria quando você vê sua filhinha irrompendo na sala com um ramo de flores e por que sente um nó no estômago quando pensa nos exames finais que acaba de prestar. Isso explica também a ligação entre aquele nariz avermelhado e a escorrer, dos momentos de choro, e o fato de muitas vezes as crianças molharem as calças quando ficam assustadas.

Os problemas decorrentes de desequilíbrios emocionais são mais difíceis de tratar do que os provocados por fatores externos, climáticos. É que, ao longo do dia, nossas experiências emocionais são muito variáveis. Às vezes, uma emoção se torna tão forte que perturba o corpo e o espírito da pessoa. Embora certos fatores hostis, inclusive sentimentos exagerados, possam provocar doenças, o sistema energético herdado pelo indivíduo — *genética* — também precisa ser levado em conta. Outros fatores que entram em jogo são o estilo de vida, os relacionamentos, o trabalho, a dieta e o hábito de fazer exercícios.

A MANEIRA CHINESA DE VER O SEU CORPO

ELEMENTOS	ÓRGÃOS YIN	ÓRGÃOS YANG	SENTIDOS FACIAIS	SENTIDOS CORRELATOS	EMOÇÕES
Madeira	Fígado	Vesícula biliar	Olhos	Tendões/ Unhas	Cólera
Fogo	Coração	Intestino delgado	Língua	Vaso (corpo)	Alegria
Terra	Baço/Pâncreas	Estômago	Boca	Músculos	Ansiedade/ Preocupação
Metal	Pulmões	Intestino grosso	Nariz	Pele/Cabelo	Tristeza/Pesar
Água	Rins	Bexiga	Ouvidos	Ossos	Medo

2
UM TESTE DE BELEZA E BEM-ESTAR PARA VOCÊ

VOCÊ É BASICAMENTE YIN, YANG OU YIN/YANG?

Agora que lhe transmiti uma série de informações novas sobre saúde e beleza segundo a tradição dos chineses, é hora de aprender como pôr esses princípios em prática. O primeiro passo, nesse processo, consiste em fazer o Teste de Beleza e Bem-Estar a fim de determinar se você é essencialmente yin, yang ou yin/yang (equilibrada) por natureza.

Não vá folhear o livro à cata das respostas "certas"! *Não* há respostas certas. A finalidade do teste é capacitá-la a identificar seu estado atual de equilíbrio ou bem-estar. Você descobrirá se é basicamente do tipo yin ou se, no momento, está num estado yang. Algumas leitoras talvez cheguem a surpreender-se ao constatar que estão fundamentalmente em equilíbrio!

Assim como o *chi* e as nossas células, que estão sempre se transformando, yin e yang exprimem a ligação sempre renovada entre corpo, mente e espírito. Yin e yang não são condições absolutas, exatas. Podemos ser yin hoje e yang amanhã. O teste apenas identifica o seu estado fundamental.

TESTE DE BELEZA E BEM-ESTAR

Escolha a alternativa mais apropriada a cada uma destas perguntas e some as respostas. Essa soma determinará seu estado básico — yin, yang ou yin/yang (estado de equilíbrio) —, para que você possa elaborar o melhor programa para si mesma.

1. Minha idade é:
   - 15 13 a 25
   - 10 26 a 45
   - 5 46 ou mais

2. Meu padrão de perda/ganho de peso pode ser melhor descrito como:
   - 15 Posso comer de tudo sem ganhar nenhum quilo
   - 10 Perco ou ganho, porém não mais de um quilo e meio ou dois quilos por mês
   - 5 Ganho peso com a maior facilidade

3. Meu apetite é:
   - 15 Voraz
   - 10 Moderado
   - 5 Leve

4. Minha pele — especialmente a do rosto — parece brilhante ou oleosa:
   - 15 Freqüentemente
   - 10 Só na "zona T", ao redor da testa e do nariz
   - 5 Raramente
   - 0 Tende a ser seca

5. Meu rosto apresenta ressecamento:
   - 15 Freqüentemente
   - 10 Ocasionalmente
   - 5 Raramente ou nunca

6. Tenho cravos:
   - 15 Muitos
   - 10 Poucos
   - 5 Nenhum

7. Tenho espinhas:
   - 15 Muitas
   - 10 Poucas
   - 5 Nenhuma

8. Tenho olheiras:
   - 15 Raramente ou nunca
   - 10 Ocasionalmente, em crises de alergia ou quando estou muito cansada
   - 10 Sim, por herança familiar
   - 5 Freqüentemente

9. Tenho rugas:
   15 Nenhuma
   10 Somente em volta dos olhos
   10 Em volta da boca *ou* na testa
   5 Em volta dos olhos, boca *e* na testa

10. Meus poros são:
   15 Largos, dilatados
   10 De tamanho médio
   5 Pequenos

11. A textura de minha pele é:
   15 Áspera
   10 Média
   5 Macia

12. Tenho placas secas e escamosas na pele:
   15 Nunca
   10 Ocasionalmente
   5 Freqüentemente

13. Fumo cigarros e deveria ser considerada:
   15 Fumante inveterada (um maço ou mais por dia)
   10 Fumante moderada (menos de um maço por dia)
   5 Fumante ocasional/não fumante

14. Tomo bebidas alcoólicas:
   15 Uma dose ou mais por dia, quase todos os dias
   10 De três a cinco doses por semana
   5 Ocasionalmente/nunca

15. Meu cabelo é:
   15 Grosso e liso
   15 Grosso e ondulado
   10 Moderadamente fino
   5 Fino

16. Minha perda diária de cabelo é:
   15 Diminuta
   10 Normal (80 a 100 fios por dia — ficam presos na escova, mas não em quantidade alarmante)
   5 Grande (tiro punhados quando lavo o cabelo ou passo os dedos por ele)

17. Meu cabelo e couro cabeludo são:
    15 Oleosos
    10 Normais
    5 Secos

18. Minhas unhas são:
    15 Rosadas
    5 Esbranquiçadas

19. A superfície de minhas unhas é:
    15 Lisa
    5 Áspera

20. Tenho inflamação de garganta:
    15 Freqüentemente
    10 Uma ou duas vezes por ano
    5 Nunca

TOTAL: ______________________

SEU PERFIL DE BELEZA – BEM-ESTAR YIN/YANG

SE VOCÊ FEZ DE 100 A 120 PONTOS, VOCÊ É BASICAMENTE YIN

As pessoas yin, como as personalidades yin, tendem a ser calmas, até mesmo frias, pouco emotivas e mais reservadas do que as pessoas yang. Se seu total de pontos revelou um perfil basicamente yin, você provavelmente tem um corpo mais macio e arredondado do que as pessoas com perfil yang. Muitas vezes sua pele é seca e sensível, com tendência para sulcos e rugas prematuras, quase sempre à volta dos olhos e da boca. Seu rosto e lábios estão freqüentemente pálidos e é provável que sofra muito com o frio — sobretudo nas mãos e pés —, não só durante os meses de inverno.

Para devolver o equilíbrio ao seu corpo, sua dieta deverá conter boa quantidade de alimentos quentes e ricos em energia yang, capazes de acelerar a circulação e estimular um sistema preguiçoso. Esses alimentos não apenas lubrificarão suas articulações e órgãos internos como aumentarão a elasticidade de sua pele. As personalidades yin podem consumir mais pratos quentes, temperados à moda mexicana... ou à moda picante das cozinhas chinesas de Xechuan e Hunan! Adicione canela, gengibre, alho ou endro à maioria das receitas, a fim de obter a energia calórica yang de que necessita para atingir o máximo potencial de beleza e bem-estar.

Uma de minhas clientes, Kitty, fez uns bons 100 pontos em seu Teste de Beleza e Bem-Estar. Ela se enquadra perfeitamente no clássico perfil yin. Kitty, cujo apelido provém antes de sua natureza felina (*kitty*, "gatinha") do que de seu nome, parece não ter 32 anos. Com cerca de 1,55m, ela tem rosto suave e arredondado, e voz macia e aguda — como Marilyn Monroe, a mulher yin absoluta. Pele acetinada, olhos azuis e cabelos finos como os de um bebê, ligeiramente ondeados, Kitty é extremamente sensível ao frio, sobretudo nas mãos e nos pés, e, durante o inverno, costuma dizer que vai tornar-se "eremita". Antes de começar a reequilibrar o corpo, procurava freqüentemente seu dermatologista na esperança de uma solução para sua pele sensível e ressecada.

Kitty tinha tanto medo de ganhar peso, que eliminou *todos* os óleos e gorduras de sua dieta. Recusou-se a acreditar em mim quando eu lhe disse que isso agravava seus problemas de pele seca. O corpo precisa de gorduras para um correto metabolismo e, sem elas, surgem os problemas: as conseqüências incluem pele seca e escamosa, e pouca energia. Dado que a digestão se torna mais lenta, a perda de peso diminui.

SE VOCÊ FEZ MAIS DE 220 PONTOS, VOCÊ É BASICAMENTE YANG

Se houvesse uma só palavra para definir uma pessoa yang, essa palavra seria provavelmente "ativa". Via de regra, os tipos yang são de constituição magra, delgada. Se seus resultados lhe atribuíram um perfil basicamente yang, você é provavelmente uma pessoa de índole jovial, dinâmica, expansiva e exuberante. Não deverá envelhecer antes do tempo. Seu cabelo e pele tendem a ser oleosos e (sobretudo se os resultados indicaram um tipo yang muito acentuado), talvez tenha propensão à acne.

Os chás e alimentos que consumir, bem como os preparados de ervas que aplicar na pele e no cabelo, deverão ser de natureza yin para reduzir ou serenar sua poderosa energia yang. Procure alimentos capazes de amenizar a energia quente e umidificar os sistemas de seu corpo, o que nutrirá, lubrificará e tonificará sua pele, sem estimular a oleosidade. Prefira alimentos yin — tomate, pepino, banana, melão, frutas cítricas, marisco, carne de caranguejo e tofu. Não se esqueça do chá verde! É o mais fresco de todos os chás.

Outra cliente do meu spa, Jan, é alta e magra, com pernas longas e esguias. Aos 28 anos de idade, tem o mesmo peso de quando concluiu o curso colegial, aos dezessete. Voluntariosa, independente e irrequieta, Jan passou um ano viajando antes de entrar para a universidade. Isso fez dela uma fotógrafa itinerante. A despeito de seu estilo de vida ativo, atlético, e da consciência da necessidade de manter a saúde e a boa forma, ela não dispensa bifes suculentos e pratos pesados. Seus cabelos revoltos, encaracolados e espessos tendem a ser oleosos, como sua pele, da qual ela abusa expondo-se demoradamente e sem muita proteção ao sol.

Antes de corrigir os hábitos alimentares, acrescentando mais alimentos de energia fria à dieta, e de tratar os cabelos e a pele com tônicos refrescantes, Jan freqüentemente tinha acne e sérios problemas pré-menstruais.

SE VOCÊ FEZ DE 120 A 220 PONTOS, VOCÊ É BASICAMENTE YIN/YANG, OU EQUILIBRADA

Se você faz parte desse perfil, ou já nasceu com um perfeito *chi* original ou tem trabalhado terrivelmente para manter o equilíbrio emocional e viver uma vida harmoniosa, parabéns! (No entanto, o fato de seu yin e yang estarem em equilíbrio *hoje* não significa que estarão amanhã! Portanto, seu compromisso com a beleza e o bem-estar consiste em *preservar esse equilíbrio.*

A pessoa de perfil yin/yang geralmente é controlada, atenta e saudável. Se a soma de seus pontos revelou esse perfil, seu tipo físico não deve ser nem magro nem gordo, e sua pele, nem seca nem oleosa. Se você mantiver a consciência do estado harmonioso do seu corpo, conseguirá manter um elevado nível de bem-estar e, em conseqüência, uma beleza ideal. Precisará nutrir o corpo com alimentos adequados, e umedecer, tonificar e limpar a pele com tratamentos tópicos apropriados. Terá de exercitar-se para manter o tônus muscular e permitir que o *chi* flua livremente por todo o corpo.

Ingira todos os tipos de alimentos. Mas convém consumir quantidades iguais de cada grupo alimentar para ficar sempre em forma. Na página 53, você encontrará uma lista de alimentos discriminados segundo suas propriedades energéticas quente ou fria. A coluna do meio, ou neutra, apresenta alimentos saborosos que a deixarão totalmente satisfeita, entre eles mamão, carne de vaca, batata, vagem, milho, carne de galinha, ovo, carne de porco, feijão comum, fava, amendoim cru e mel.

Outra cliente, Margaret, pode ser descrita como "mulher-padrão americana": 33 anos de idade, 1,64m de altura, cabelos e olhos castanhos, pele rosada quando não está bronzeada. Exceto por algum ressecamento antes do período menstrual, a pele é decididamente normal, nem muito seca nem muito oleosa. Margaret faz pouco esforço para equilibrar o trabalho e a vida pessoal. Bebedora moderada, consegue facilmente fazer uma garrafa de vinho branco durar a noite toda. Pesa uns confortáveis sessenta quilos e, se ganha alguns quilinhos a mais durante as férias, pode perdê-los em um mês apenas evitando pão e batatas.

O QUE ISSO SIGNIFICA PARA VOCÊ?

Munida dessa informação e bem mais consciente das mudanças em seu corpo, você poderá adaptar os programas especiais, apresentados no capítulo seguinte, às suas necessidades físicas. No Capítulo 4, por exemplo, lanço as bases para o seu programa de bem-estar e beleza explicando-lhe os princípios de desintoxicação, nutrição e regeneração. No Capítulo 5, você escolherá os alimentos e tratamentos de pele — sais de banho, esfoliantes, tonificantes, etc. — que suavizarão, hidratarão e fortalecerão a sua pele. No Capítulo 6, ensinarei como cuidar dos cabelos e do couro cabeludo segundo a tradição chinesa e conforme o seu tipo. Você aprenderá a escolher os alimentos, as sopas e os chás apropriados a fim de estimular os sistemas de seu corpo relacionados com o cabelo e o couro cabeludo, sem deixar de satisfazer o seu apetite.

Um lembrete importante: preste atenção à sua fisiologia. Se você estiver consciente do estado de seu corpo diariamente, poderá ingerir alimentos de *todos* os grupos... com moderação. Esse é o segredo do equilíbrio.

3

ENERGIA FRIA E QUENTE — O MÉTODO CHINÊS

ALIMENTOS E ERVAS QUE FUNCIONAM COMO COMBUSTÍVEL PARA A BELEZA E A SAÚDE

Todos conhecem o antigo provérbio "Alimente um resfriado e mate uma febre de fome". Ou será "Alimente uma febre e mate um resfriado de fome"? Se você adotar a tradição chinesa de saúde, nunca mais ficará na dúvida.

Os alimentos que consumimos fornecem ao nosso corpo nutrientes que se transformam em energia térmica. Assim, quando você tiver um resfriado, nada mais sensato do que ingerir quantidades de alimentos especiais que proporcionam energia calórica a fim de suprir a deficiência de calor em seu sistema. De igual modo, quando estiver ardendo em febre, deve ingerir alimentos frios para acabar com ela.

A prática chinesa consiste em fornecer ao corpo líquidos e alimentos de energia fria que eliminem o calor — legumes e frutas, água em quantidade, chás e sucos, arroz e sopa de macarrão com bastante caldo. Quando febril, o nosso corpo quase sempre prefere alimentos yin ou ricos em energia fria.

Assim como saúde é beleza e beleza é saúde, o Tao da beleza acata o venerável preceito chinês segundo o qual alimento é remédio. No entanto, não definiremos o termo "remédio" literalmente. Ao contrário, iremos além da tradicional interpretação ocidental de remédio como droga que tem poder de cura e simplesmente adotaremos o conceito oriental do alimento como fator de saúde e bem-estar, portanto, de beleza para o corpo.

Isso de modo algum significa deixar de consultar o médico quando se está doente. O *Tao da Beleza* nos ensina a ler os sinais emitidos pelo corpo. Pés e mãos constantemente gelados podem indicar excesso de energia yin, ou fria, e falta de energia yang, ou quente, no organismo. Esse problema é resolvido consumindo-se alimentos que forneçam ao corpo mais energia yang, como gengibre, tâmaras chinesas vermelhas ou *dang quai*. No caso de febre ou inflamação de garganta, seu corpo estará com excesso de energia yang, ou quente. Os sistemas do corpo podem voltar ao equilíbrio pela ingestão de alimentos yin — melancia e melão, tofu, espinafre, hortelã e chá verde.

Eu insisto: as teorias expressas neste livro de modo alguma substituem os cuidados de seu médico. Todavia, graças à crescente aceitação de modos de pensar mais holísticos, sabemos que, no final das contas, nós mesmos somos responsáveis por nossa saúde e podemos controlar alguns aspectos dela por meio da alimentação.

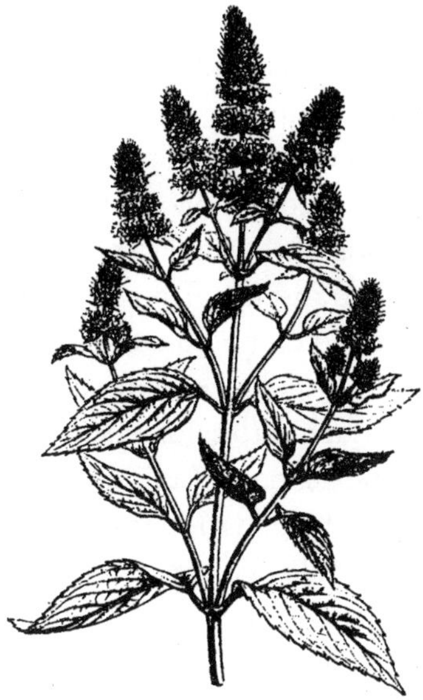

Hortelã (*Mentha spicata*)

A TEORIA ALIMENTAR DA ENERGIA QUENTE OU FRIA

Conhecendo a energia dos alimentos que ingerimos e o modo como essa energia afeta nosso bem-estar, podemos aumentar nossa vitalidade e, conseqüentemente, nossa beleza.

Lembre-se de que a energia a que me refiro não é apenas a do tipo proveniente das *calorias* presentes nos alimentos. Esse é um conceito muito ocidental. Falo de *chi* ou força vital, inerente a todas as coisas, e do modo como essa energia afeta o estado de nosso corpo.

Tudo no mundo tem propriedades yin e yang, mas neste livro concentro-me na energia yin (fria) e yang (quente) dos alimentos. Para evitar confusão, utilizarei os termos *quente*, *tépido*, *neutro*, *frio* e *fresco* ao analisar a energia contida nos alimentos — animais, vegetais ou minerais.

A qualidade energética refere-se às propriedades básicas do alimento e não necessariamente à temperatura em que ele é servido. Creio que o melhor exemplo é comparar a hortelã (yin ou fria) com a pimenta-malagueta (yang ou quente). As sensações próprias desses alimentos são imediatamente percebidas. Uma xícara de chá de hortelã é classificada como bebida de energia fria, ainda que seja servida fumegante. Isso se dá porque a hortelã refresca qualquer tecido com o qual entra em contato. A designação de "fria" refere-se apenas à energia própria da planta, não à temperatura em que está. Uma bala de hortelã estimula as mesmas papilas que o chá dessa planta, despertando a mesma sensação de frescor em sua boca. Esteja a bala gelada ou (como freqüentemente acontece) derretida no fundo de sua bolsa, o efeito sobre seu sistema é o mesmo: refrescante.

De igual modo, a pimenta-malagueta produz energia quente e sensação de calor no corpo, não importa como seja preparada. Quando você a come, sente calor. Ela estimula a circulação e é tão quente que dilata seus poros. Também a faz transpirar. Trata-se de um eficiente sistema de "ar condicionado" interno para o corpo humano — e por isso as pimentas são comuns nos climas tropicais. A moleza e a falta de apetite são reações corriqueiras a temperaturas secas. Se faz muito calor, você simplesmente não tem vontade de comer. A dieta dos mexicanos e índios, por exemplo, incorpora misturas complicadas de temperos que não só refrescam o corpo como aguçam o apetite. Os alimentos condimentados são em geral servidos junto com um cereal neutro (ou, como diremos em nosso novo vocabulário, equilibrado) como o arroz.

Conforme mencionei no Capítulo 1, o nosso corpo, como o nosso ambiente, é afetado pelo clima. Os órgãos funcionam melhor quando há um equilíbrio correto entre energia fria e energia quente, tanto interna quanto externamente. Se apresentarmos sintomas de excesso de energia quente, como garganta inflamada ou acne, teremos de consumir mais alimentos de energia fria, para suavizar e contrabalançar o excesso de energia quente em nosso corpo. Se, ao contrário, apresentarmos sintomas de excesso de energia fria, como mãos e pés gelados, coriza ou pele esmaecida, teremos de ligar o aquecedor (ou desligar o ar-condicionado), mesmo que as demais pessoas presentes estejam confortáveis. Podemos resolver isso aquecendo o corpo a partir de dentro, fornecendo aos órgãos alimentos e ervas de energia quente ou tépida. Ao elevar a temperatura interna, dissipamos o frio do corpo.

O quadro que se segue resume as propriedades básicas da energia yin e yang:

YIN	YANG
Refresca	Aquece
Relaxa	Estimula
Deficiência	Excesso

Por exemplo, comer alimentos de energia fria ajuda a eliminar o excesso de calor no corpo. É indicado para pessoas que têm freqüentemente inflamação de garganta, acne e até constipação — problemas provocados pelo excesso de energia quente. Eis alguns alimentos típicos que contêm energia fria:

- **Aipo.** Beba suco de aipo ou coma a polpa para aliviar a energia quente interna. Segundo um antigo livro de receitas médicas à base de ervas, isso é especialmente indicado para reduzir o excesso de calor no fígado e vesícula biliar ou sintomas como icterícia, incômodos pré-menstruais, irritação e secura dos olhos.
- **Água de coco.** A água de coco, sobretudo de frutos verdes colhidos antes do nascer do sol, ajuda a curar a acne e outros problemas de pele provocados pelo excesso de calor nos pulmões. Também alivia a tosse seca.
- **Pepino/Suco de pepino.** O pepino fresco ou seu suco ajudam a curar a acne comum, provocada pelo excesso de calor nos pulmões, estômago, baço e intestino grosso. Como estimula a micção, ajuda também a desintoxicar o corpo.
- **Melancia.** Esse presente do verão, dado pela natureza, elimina a energia quente dos rins e bexiga, estimulando a micção. Alivia o edema e sacia a sede, fazendo baixar a pressão e controlando a urticária.

Os alimentos que contêm energia quente ou tépida dispersam a energia fria do corpo e estimulam a circulação tanto dos líquidos quanto do *chi*. Em geral, os alimentos de energia quente promovem boa digestão e aquecem mãos e pés gelados, devolvendo a cor à pele e aos lábios. Mas atenção: alimentos de energia quente devem ser evitados por quem apresentar doenças dos olhos, inflamações, tosse ou qualquer outro sintoma de excesso de energia quente. Eis alguns alimentos típicos que contêm energia quente:

- **Canela.** Ferva uma casquinha de canela com uma pitada de açúcar em suco de maçã ou água e acrescente açúcar mascavo. Essa popular bebida de inverno costuma ser servida nas estações de esqui. A canela estimula a circulação nos dedos das mãos e dos pés, aquece os membros e alivia as dores reumáticas. Também é muito indicada para conter o excesso de fluxo menstrual.
- **Gengibre.** Usado como erva medicinal ou como alimento pelos herbanários chineses, o gengibre dissipa o frio do corpo, alivia as náuseas e controla os tremores. Também é utilizado para conter a diarréia, amenizar a asma e curar a tosse.
- **Pimenta-do-reino** e **Pimenta branca.** Utilizadas para estimular a pressão sanguínea e o pulso, as pimentas aquecem prontamente a energia interna do estômago e do intestino grosso. Também estimulam o pulso e elevam a pressão sanguínea.

ANATOMIA DE UMA DIETA CHINESA TRADICIONAL

A dieta chinesa típica é muito simples se comparada com a ocidental. Substancialmente, ela contém mais cereais e leguminosas (feijões secos e derivados de feijão, como o tofu) — de 40 a 60% do total. A dieta tradicional do Ocidente mal inclui 30%. A dieta chinesa também contém de 20 a 30% de frutas e legumes, com apenas de 10 a 15% de carnes, aves, frutos do mar, gorduras e laticínios. Como você deve ter reparado ao comer num restaurante chinês, os chineses ingerem pouca ou nenhuma quantidade de leite ou queijo. Nós gostamos de ovos; mas utilizamo-los com parcimônia — um ou dois misturados a uma panela de sopa grande o suficiente para saciar uma família inteira.

Já que não é nem muito quente nem muito frio, o arroz é tido como o mais nutritivo dos cereais. Sabe-se que ele remove a umidade, acumulada quando os líquidos do corpo deixam de circular adequadamente. Os sintomas dessa condição incluem retenção de líquidos ou inchaço nos membros e abdome, peso nos braços e nas pernas, letargia, má concentração e desatenção. Embora outros cereais como o trigo, a aveia e o centeio sejam nutritivos, eles provocam acúmulo de umidade. Conseqüentemente, quase só se usam em massas, mingaus, sopas ou cozidos.

As leguminosas — lentilha, feijão comum, feijão-azúki, grão-de-bico, fava, soja e derivados de soja como tofu e *tempeh* — são alimentos frios ou neutros. Por isso, costuma-se balanceá-los com alimentos quentes como gengibre ou alho para ajudar o corpo a obter uma saúde perfeita.

Frutas e legumes cozidos exigem menos trabalho do trato digestivo do que frutas e legumes crus. Se você precisa restaurar o bem-estar de seu corpo, coma-os cozidos. Os alimentos crus ajudam o organismo a eliminar resíduos e toxinas, mas podem irritar o aparelho digestivo.

Carnes, frutos do mar e uns poucos laticínios encontrados na dieta chinesa são considerados muito nutritivos. Já que esses alimentos de origem animal têm grande concentração de nutrientes, devem ser consumidos em pequenas porções. Um frango de um quilo saciará uma família chinesa de seis pessoas; mas essa pequena ave mal dará uma refeição para três pessoas no Ocidente. Isso acontece porque uma refeição ocidental quase sempre inclui generosas porções de carne, salada, pão com manteiga e toda uma variedade de cereais processados.

O perigo da dieta baseada na carne, com muita batata e cereais processados, mas poucos vegetais cozidos, é que seu corpo sem dúvida produzirá excesso de energia quente. Isso resultará em irritabilidade, temperamento agressivo, inflamações e ganho de peso.

O vegetarianismo — eliminação de todos os alimentos e produtos de origem animal da dieta — é muito popular, especialmente entre os monges. Mas, em geral, a tradição chinesa não o recomenda. Um pedaço de carne pode ser vital para a sua saúde, pois a proteína ali contida ajuda na produção de sangue ao estimular a produção de medula. A deficiência de sangue (coisa bem diversa da anemia ou da baixa taxa de glóbulos vermelhos) pode provocar desânimo, insônia, angústia, nervosismo, unhas quebradiças, enfraquecimento dos cabelos, cólicas menstruais e palidez.

De acordo com os princípios nutricionais da medicina chinesa tradicional, a escolha dos alimentos baseia-se na energia necessária ao corpo.

A ENERGIA DOS ALIMENTOS

Já que os antigos sábios desenvolveram o conceito de que os órgãos do corpo se inter-relacionam, os especialistas chineses em saúde procuraram descobrir como as funções orgânicas (portanto, a saúde) podem ser reequilibradas graças a recursos nutricionais. Fórmulas e tratamentos ineficazes foram sendo aos poucos descartados, só restando os que resistiram ao tempo.

Baseada numa sabedoria secular, a mim transmitida por minha mãe e outros membros da família que disso fizeram o trabalho de sua vida, quero apresentar a você um conjunto impressionante de alimentos e ervas naturais. Você certamente ficará espantada ao descobrir que muitos deles são nativos do hemisfério ocidental e já integram sua cultura. Outros são plantas tradicionais chinesas, geralmente disponíveis em lojas especializadas que estão proliferando nas grandes cidades, em grandes mercearias e até pelo correio. Esses alimentos e ervas logo se tornarão seu meio principal de fornecer ao corpo os nutrientes necessários para a saúde, o bem-estar e a beleza perfeita. Segundo a tradição chinesa, sobretudo as ervas são essenciais para manter e restaurar a harmonia física, integrando o *chi* ao corpo todo.

O quadro da página 53 dará a você uma idéia do tipo de energia contido nos alimentos geralmente consumidos no mundo ocidental. Graças a esse conhecimento, você poderá elaborar uma "dieta" pessoal nos termos do regime prescrito por *O Tao da Beleza*.

Lembre-se: somos todos diferentes. O que é bom para a sua amiga não é necessariamente bom para você. Se o seu perfil é basicamente yin (frio), consuma alimentos da lista yang para gerar calor interno. Isso não quer dizer que não deva comer alimentos da lista yin. Poderá comer de tudo... com moderação.

As energias quente ou fria são neutralizadas quando as misturamos ou intensificadas quando utilizamos temperos, vinho ou vinagre. Se acrescentarmos gengibre ou vinho a qualquer prato, sua energia quente aumentará. O modo de preparar os alimentos também muda essas energias. A fritura aumenta a energia quente de um prato, ao passo que o cozimento a vapor possui propriedades refrescantes.

Se o seu perfil for basicamente yin, quererá certamente elaborar uma dieta rica em energia yang, para aquecer o *chi* interno. Beba chá de gengibre e coma alimentos fritos temperados com alho. As pessoas com perfil yang quererão aumentar o consumo de alimentos de energia fria, para amenizar esse calor. Devem, pois, beber grande quantidade de suco de maçã ou aipo e comer grandes quantidades de melão. Talvez desejem também ingerir carne de galinha ou de porco, que são neutras, em vez de carne de vaca, peru ou carneiro, que são quentes, para gozar os benefícios do equilíbrio orgânico. Alimentos com energias yin/yang (neutras) equilibradas enquadram-se perfeitamente nos projetos alimentares de qualquer perfil e permitem a você agradar a todos na mesa.

O quadro é meramente um ponto de partida para lhe dar uma idéia da quantidade de *chi* em vários alimentos comuns. À medida que você for entrando cada vez mais em sintonia com o seu corpo, passará a identificar as condições de excesso de energia yin ou yang, assim como um estado de equilíbrio yin/yang. Desse modo, procurará os alimentos que restaurarão a harmonia no fluxo do *chi*.

CUIDADOS COM OS UTENSÍLIOS DE COZINHA

Sempre que preparar, cozinhar e guardar alimentos ou produtos de uso tópico, utilize pratos, panelas e utensílios de vidro, louça ou esmalte ("ágata"). A fim de evitar reações entre o alimento e o metal, assegure-se de que não existam rachaduras no revestimento de esmalte. Isso é importante porque, em muitos alimentos e ervas, os óleos reagem adversamente com o metal. Em preparados para banhos e uso local, tal fato pode apenas anular as propriedades específicas das ervas ou, no caso extremo, irritar a pele. Em se tratando de chá ou comida, tornará inócuos os efeitos dos ingredientes e dará mau paladar ao prato. Você poderá até mesmo contrair uma doença leve.

Para fritura rápida ou cozimento em baixas temperaturas, utensílios de aço inoxidável ou de outro metal não-reagente podem ser usados sem risco.

Utensílios de vidro ou esmalte, de caçarolas a caldeirões, são encontrados em todas as lojas especializadas a bom preço.

UTENSÍLIOS NECESSÁRIOS NA COZINHA

Estou certa de que você já tem a maioria dos utensílios necessários para preparar as receitas sugeridas nos capítulos seguintes. Os únicos itens adicionais de que talvez precise são frascos para guardar meus deliciosos sais de banho e preparados tópicos.

Você precisará de:

2 ou 3 copos de medida
Frascos de 240 a 360g, com rolha ou tampa hermética

A ENERGIA NOS ALIMENTOS

YIN ENERGIA FRIA/FRESCA	YIN/YANG ENERGIA NEUTRA	YANG ENERGIA QUENTE/TÉPIDA
Abóbora chinesa	Abacaxi	Açúcar mascavo
Aipo	Abóbora	Alecrim
Alface (todas as variedades)	Abricó	Alho
Alga (e outras plantas marinhas)	Açúcar	Alho-poró
Amêndoa	Alcaçuz (chinês)	Café
Banana	Alga	Caju
Berinjela	Ameixa/Ameixa-azeda	Camarão
Brócolos	Ameixa-amarela	Canela
Broto de bambu	Amendoim (cru)	Cardamomo
Broto de feijão	Arroz	Caril
Carambola	Arroz integral	Carne de cordeiro
Caranguejo	Aspargo	Casca de laranja (seca)
Castanha-d'água	Atum	Casca de tangerina (seca)
Cenoura	Aveia	Castanha
Cevada	Azeitona/óleo de oliva	Cebola/Cebolinha
Chá verde	Batata	Cebolinha
Chicória	Beterraba	Cereja
Clara de ovo	Carne de galinha	Chocolate
Cogumelo	Carne de porco	Cravo
Couve-flor	Carne de vaca	Endro
Espinafre	Cereja	Erva-doce
Feijão-preto	Cogumelo preto	Ervas
Folha e raiz de lótus	Couve-flor	Fígado de galinha
Funcho	Endívia	Framboesa
Hortelã e hortelã-pimenta	Fava	Frituras
Inhame/batata doce	Feijão comum	Gema de ovo
Iogurte	Feijão mung	Gengibre
Laranja	Feijão rajado	Ginseng siberiano
Lúpulo	Feijão-azúki	Goiaba
Maçã	Figo	Leite de cabra
Marisco	Ginseng branco coreano	Longana
Melão (todas as variedades)	Grão-de-bico	Manteiga
Mexilhão	Leite de vaca	Manteiga de amendoim torrado/Óleo
Morango	Maçã-azeda	Noz
Nabo	Mamão papaia	Noz-moscada
Ostra	Mel	Óleo de semente de gergelim
Pato	Milho	Peixe defumado e outras carnes
Peixe (carne branca)	Molusco da Califórnia	Peru
Pepino	Moranga	Pêssego
Pêra	Ovo	Picles
Polpa e leite de coco	Pêra	Pimenta *jalapeño*
Presunto	Perca do mar e truta	Pimenta-do-reino
Rabanete	Presunto	Pimenta-malagueta
Ruibarbo	Salmão	Pimentão (vermelho ou verde)
Sal	Semente preta de gergelim	Queijo
Semente de gergelim	Soja	Salva
Soja (coalhada/tofu/leite/*tempeh*)	Trigo e germe de trigo	Tâmara chinesa (vermelha ou preta)
Tanchagem	Uva	Uísque e vinho
Tangerina	Uva-passa	Vinagre
Tomate		Xerez
Toronja		

Estufadeira de bambu com tampa
Liqüidificador ou processador de alimentos
Pratos (de vidro ou esmalte), vários tamanhos
Gaze ou peneira, para coar
Facas de vários tipos
Caçarolas de vidro ou esmalte, com tampas
Almofariz e mão (opcionais, podem ser improvisados)
Escorredor (malha fina)
Chaleira (esmalte)
Bule (vidro, louça, cerâmica ou porcelana)
Etiquetas à prova-d'água (para identificar frascos de produtos tópicos)
Caçarola grande (de aço inoxidável, não alumínio)
Utensílios (espátula, escumadeira, pauzinhos de cozinhar)
Colheres de madeira

AS ERVAS NA COZINHA

As receitas que vou lhe ensinar exigem pouco equipamento e pouquíssima habilidade culinária. Mas, antes de começar, darei algumas dicas para tornar o preparo ainda mais fácil.

Antes de você reclamar que tudo isso é muito complicado, direi que a maioria das ervas podem ser adquiridas prontas para usar. E seu uso será determinado, antes de tudo, pela *forma* da erva:

- As ervas em folha, frescas ou secas, podem ser misturadas aos alimentos com pouco ou nenhum preparo. Devem ser levemente esmagadas antes do uso: basta pressioná-las com o dorso de uma colher de madeira contra os lados da panela. Isso liberará seus óleos aromáticos e saborosos no alimento.
- Para chás e diversos preparados tópicos, faça uma infusão despejando água fervente num frasco, bule ou panela com tampa, acrescentando em seguida as ervas. Tampe e deixe descansar por pelo menos vinte minutos, a fim de extrair a energia das ervas. Coe antes de usar.
- Raízes, talos, cascas e sementes duras exigem manuseio especial. Uma das técnicas é o cozimento. Esmague-os num almofariz, para amolecer a superfície externa. Coloque então 30g ou mais do material numa panela de vidro ou esmalte, com tampa. (Lembre-se: a panela não deve reagir com as propriedades ativas desses ingredientes.) Despeje dois ou mais copos de água, conforme especificação da receita, sobre as ervas. Tampe a panela e deixe ferver. Mexa. Tampe novamente a panela e deixe voltar a fervura. Reduza o fogo e mantenha em fogo brando por mais

ou menos dez ou quinze minutos. Retire do fogo e deixe descansar por mais trinta minutos, para mais benefícios.

- Raízes e tubérculos carnudos, como ginseng e *dang quai*, precisam ser cozidos no vapor para liberar suas propriedades. Coloque numa panela água suficiente para tocar o fundo da estufadeira e ponha em seguida, nesta, a raiz ou tubérculo. Tampe a estufadeira e deixe a água ferver. Reduza o fogo e cozinhe em fogo brando até que a raiz ou tubérculo fiquem tenros (aproximadamente dez minutos, dependendo da consistência da polpa). Retire da estufadeira e processe de acordo com as indicações da receita.

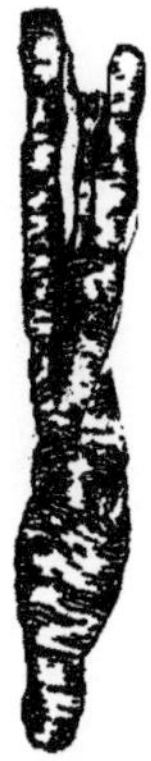

Dang quai
ou *Angelica Sinensis*

O SEU REGIME PESSOAL

Ao contrário das tradicionalmente estruturadas rotinas de beleza do Ocidente, O *Tao da Beleza* oferece um regime adaptável às necessidades específicas de seu corpo. Você começará com o uso de tônicos purificantes, destinados a remover os resíduos e toxinas do organismo. As rotinas de desintoxicação, digestão e regeneração que aprendi com minha mãe e outros mestres competentes são apresentadas no Capítulo 4 e colocarão você no caminho da beleza e da saúde naturais.

Da mesma forma que identificou seu perfil de energia primária fazendo o Teste da Beleza e Bem-Estar do Capítulo 2, você aprenderá a identificar o tipo de energia de que seu corpo necessita para restaurar o equilíbrio dos sistemas. As receitas deste livro lhe darão exatamente o tipo de energia de que precisa. Observe que ressaltei, nos títulos das receitas, o tipo de energia por elas gerado: yin, yang ou yin/yang (equilibrado). Uma receita composta principalmente de ingredientes de energia fria ou fresca fornecerá ao corpo um *chi* yin calmante, ao passo que uma receita composta primariamente de ingredientes de energia quente ou tépida aumentará o *chi* yang do corpo. Lembre-se de que o modo de preparo pode alterar a energia de um alimento. Um ovo, por exemplo, possui energia neutra quando cozido ou quente, ou seja, quando preparado sem óleo nem gordura. Se você o fritar, ele assumirá propriedades yang. Outro exemplo: o amendoim cru é neutro, mas, quando transformado em manteiga, passa a ter energia yang. Da mesma forma, alimentos combinados podem gerar energias diferentes das que possuíam em separado. Você deverá ter tudo isso em mente quando elaborar um regime capaz de atender às suas necessidades específicas.

Os alimentos devem ser ingeridos em proporções *equilibradas*. *Nada* — inclusive carne vermelha e açúcar — faz mal a você quando consumido com moderação.

OTIMIZE A SUA BELEZA

4
A COMPREENSÃO DA BELEZA

AS TRÊS GRANDES: DESINTOXICAÇÃO, DIGESTÃO E REGENERAÇÃO

Agora que você já determinou seu padrão energético primário — yin, yang ou equilibrado — e assimilou o conceito de energia quente, tépida, neutra, fria e fresca com relação ao corpo e aos alimentos que ingere, é hora de pôr esses princípios em prática.

Assim como o pintor deve preparar a tela ou a parede antes de começar a trabalhar, temos de fazer com que o nosso corpo esteja pronto para aceitar o programa de saúde e bem-estar que é o Tao da beleza. Isso se consegue mediante três processos eficientes:

- **Desintoxicação.** Purificar completamente o corpo das toxinas em bases duradouras.
- **Digestão.** Cultivar hábitos alimentares que dêem ao corpo os nutrientes mais poderosos possíveis, escolhidos e preparados para equilibrar o organismo.
- **Regeneração.** Descansar, relaxar e dormir para que os poderes regeneradores do corpo se renovem e recarreguem... num programa de reciclagem que permita ao corpo nutrir-se no nível celular.

Esse saudável processo de regeneração das células é o que mais nos aproximará da Fonte da Juventude. E começa com a desintoxicação.

DESINTOXICAÇÃO

Qual é o maior órgão de seu corpo? Não é o coração, nem os pulmões, nem mesmo o fígado. Na verdade, é a pele. Todos os equívocos de sua dieta aparecem na pele — do ressecamento às erupções sebáceas.

O *Tao da Beleza* ensinará a você como purificar todo o corpo a partir de dentro — e como manter-se magnificamente saudável durante o processo. Você não aplicaria maquilagem nova num rosto sujo, não é mesmo? Quando seu corpo está livre de toxinas e resíduos, todo órgão — todo sistema — se torna receptivo aos nutrientes e ao *chi* fornecidos pelos alimentos que ingere. Dessa forma, você dota seus órgãos com uma base sólida e saudável, a partir da qual possa erigir um corpo robusto e cheio de beleza. Segundo a tradição chinesa, você deve começar pelas funções mais elementares a fim de obter os resultados mais compensadores.

Desde o momento em que nascemos, as toxinas invadem o nosso corpo, vindas de fontes externas, como o meio ambiente, e de fontes internas, como as emoções fortes e o material excretável produzido por nossos órgãos. O corpo luta para purificar-se dessas toxinas graças às suas funções excretoras regulares: transpiração, diurese e defecação. Às vezes, quando o corpo está estafado ou enfraquecido, é necessário aumentar a eliminação natural dos resíduos.

Há centenas de anos, as beldades chinesas não dispensavam a ingestão de certos tônicos — que muitas vezes chamamos de "sopas" ou chás — e de alimentos especiais consumidos apenas em determinadas ocasiões, usualmente de acordo com a estação de crescimento das plantas utilizadas nessas poderosas receitas. Elas tinham aprendido que, bebendo e comendo dessa maneira, aceleravam a renovação celular ao mesmo tempo que livravam mais rapidamente o corpo das toxinas e resíduos. É que a presença de tais venenos no organismo pode resultar em perda de energia, retenção de líquidos, cefaléia, problemas de pele como ressecamento, escamação ou acne e outras doenças.

Uma das mais famosas infusões tônicas da Antiguidade é a chamada Sopa das Quatro Estações. Contém ervas das — e para as — quatro estações do ano. A fórmula foi adaptada para favorecer o corpo durante todo o ano, como tônico básico. Seus ingredientes são:

ANGELICA SINENSIS: Geralmente conhecida como *dang quai*, essa raiz é considerada o melhor tônico à base de ervas para a mulher. Ela traz energia quente ao coração, fígado, baço e rins. É a erva básica da fórmula do tônico de outono.

REHMANNIAE RADIX: Esse tubérculo é chamado, por alguns, de "erva do rim" porque ativa as funções renais. Também refresca o sangue e combate o ressecamento. Além disso, melhora o fluxo sanguíneo para o fígado. É a erva do inverno.

LIGUSTICUM OU LIGUSTRUM: Erva muito aromática, com acentuado gosto amargo, essa casca de energia neutra costuma ser usada para aumentar e melhorar a circulação tanto do sangue quanto do *chi*. É a erva da primavera.

PAEONIA: Muito apreciada como a "erva da mulher", essa raiz delicada parece purificar a energia yin do corpo. Tradicionalmente, emprega-se para equilibrar o sistema hormonal feminino e melhorar a consistência do sangue. É a erva do verão.

Mesmo atualmente as mulheres chinesas preparam e bebem esse poderoso tônico à medida que mudam as estações, alterando as proporções de acordo com a época do ano. No outono, por exemplo, são utilizadas cerca de 60g de *dang quai* para 30g de cada uma das outras três ervas — *Rehmanniae radix*, *Ligusticum* e *Paeonia*. No inverno, 60g de *Rehmanniae radix* para 30g de cada uma das outras três. As ervas são cozidas (decocção) em quatro copos de água até que esta se reduza a dois. O tônico resultante é coado, adoçado com mel ou aromatizado com canela e bebido aos poucos — um copo no primeiro dia, o outro no segundo.

Os ingredientes, embora pareçam exóticos, são facilmente encontrados em mercearias de produtos asiáticos ou chineses. Se, porém, não o quiser, existem muitos alimentos em sua despensa ou oferecidos normalmente no mercado mais próximo, os quais purificarão seu corpo para torná-lo mais bonito de dentro para fora.

O PODER DOS TÔNICOS

O uso regular de tônicos para estimular as funções orgânicas faz parte tanto da tradição oriental quanto da ocidental. No Ocidente, porém, a limpeza quase sempre envolve purgativos muito fortes que forçam a saída dos resíduos do corpo. Na prática, isso pode provocar também a eliminação de líquidos, nutrientes e *chi* de que seu organismo necessita, de modo que você acaba se sentindo mal, em vez de se sentir bem.

Pela prática chinesa, o processo é mais lento, realizado pela ingestão sistemática de alimentos e tônicos à base de ervas. Os herbanários, muitas vezes, prescrevem aos pacientes ervas para purificar o corpo das toxinas antes de iniciar de fato a terapia nutricional. O processo completo de desintoxicação por meio de ervas leva de três a cinco dias. A desintoxicação drástica pode ser evitada pela ingestão de alimentos que mantêm o sistema digestivo sempre limpo.

Os chineses tomam chás, tônicos e sopas não só quando se sentem doentes, mas como regime de manutenção regular, não raro diário. O tônico chinês à base de ervas é o programa mais elementar para promover o funcionamento ideal do corpo e ajudar este a curar-se a si mesmo.

Esses tônicos chineses são decocções e infusões de ervas que, primeiro, atuam na eliminação de toxinas e, depois, proporcionam os nutrientes de que o corpo necessita. Dessa maneira, fortalecem os órgãos internos que exigem desintoxicação. Não se pode negar que cinco mil anos de pesquisas tenham constatado a eficácia dessas fórmulas. Os tônicos purificantes, como o Chá Chinês de Raiz de Alcaçuz apresentado na página 68, ajudam a remover toxinas e resíduos dos órgãos do corpo. Os tônicos fortificantes, como o Chá Básico de Ginseng da página 67, estimulam o fluxo de *chi* pelos meridianos do corpo. Um exemplo: o tônico chinês para o sangue não combate diretamente a anemia, como o faz a medicina ocidental ortodoxa, mas nutre e estimula o *chi* do sangue, o que acelera a produção de medula espinal.

Quando eu era menina — e mesmo depois de virmos para a América —, minha mãe fazia questão de que as sopas, alimentos sólidos e chás que preparava para as filhas seguissem essa filosofia tradicional. Ao contrário das mães americanas, que correm à farmácia da esquina em busca de aspirina ou xarope para tosse quando seus filhos adoecem, ela ia para a cozinha. E não só preparava sopas deliciosas e fórmulas para nos fazer sentir melhores como acreditava piamente em doses regulares de tônicos para manter nosso corpo em equilíbrio. Escuros como café forte, esses tônicos eram às vezes malcheirosos e horríveis ao nosso paladar de crianças. Ao perceber que mamãe estava ocupada no preparo de uma de suas beberagens especiais, eu tratava de escapar logo para a casa de uma amiga, na esperança de evitar a dose! Felizmente, esse estratagema nunca funcionou.

À medida que eu crescia, fui me tornando mais e mais independente. Longe da vigilância materna, comia fora com as amigas — pratos de lanchonete, em vez dos tradicionais acepipes chineses. Já não era a chinesinha tradicional; era Helen Lee, uma perfeita garota americana moderna. Quanto mais abria as asas, mais voava para longe das tradições dietéticas da família. Devorava hambúrgueres e batatas fritas, *pizzas* e refrigerantes. Era exatamente como todas as minhas amiguinhas americanas. Eu não associava os novos hábitos alimentares aos problemas de saúde que começavam a aparecer — períodos de fadiga extrema e acne crônica. E, como muitas adolescentes americanas, não queria ouvir mamãe quando ela insistia em me prescrever alimentos. Não valorizava os benefícios de seus tônicos e pratos especiais... até que me tornei adulta e corri para ela em busca de conselho, quando os médicos ocidentais se revelaram impotentes para me fazer sentir melhor.

RINS SADIOS NUM CORPO SÃO

Segundo a prática chinesa, manter o bom funcionamento dos rins e dos outros órgãos yin é fundamental para nossa saúde e bem-estar. Os antigos curadores chineses descobriram que todo o ciclo vital de uma pessoa está ligado à condição e manutenção dos rins. Os médicos observavam que, se os rins de um paciente deixavam de funcionar adequadamente, ele logo enfraquecia e morria. Já que esses médicos só podiam observar e estudar pacientes *vivos* — a dissecação de cadáveres era proibida por uma questão de respeito —, essa descoberta é espantosa! Os antigos sábios se referiam aos rins como as "raízes" e os "alicerces" da vida. Os chineses acreditavam que os rins armazenam o *chi*, a essência da vida, e que eles são os principais controladores do sistema reprodutor.

A maior parte das decocções encontradas nos livros de ervas chineses destinam-se especificamente a ajudar os rins a regular suas energias yin e yang. Juntos, o yin e o yang dos rins fornecem energia aos doze órgãos primários, controlando assim o *chi* básico do corpo e da mente no nível celular. Os rins são considerados o mais importante sistema de meridianos orgânicos do corpo, já que fornecem energia a todos os outros órgãos.

O PODER DE CURA DOS ALIMENTOS

Na tradição herbanária chinesa, o alimento é uma força de cura vital. Ali, ervas e alimentos contam com o mesmo respeito e atenção que as drogas químicas no Ocidente. Por isso, muito daquilo que os ocidentais encaram apenas como alimento é usado nos mais confiáveis de nossos tônicos. Você certamente se surpreenderia ao saber o que consideramos como agentes desintoxicantes.

A desintoxicação livra o corpo de venenos e resíduos promovendo a função normal dos intestinos e regulando a diurese e a transpiração. O meio mais simples (para não dizer delicado) de conseguir isso é adotar uma dieta rica em alimentos desintoxicantes.

ALIMENTOS DESINTOXICANTES

Frutas e castanhas: maçã, damasco, caju, coco, figo, toronja, banana madura, laranja, caqui, amendoim, ameixa seca, noz, melancia.
Verduras e legumes: feijão-azúki, brócolos, abóbora, aipo, abóbora chinesa, milho, pepino, berinjela, vagem, feijão, lentilha, alface, pastinaga, batata, cogumelo *shiitake*, ervilha, espinafre, batata-doce, tomate, nabo, agrião, abobrinha.
Proteínas: peixe, carne de porco, *tempeh*, tofu.
Cereais e sementes: cevada, semente preta de gergelim, arroz integral, mamona, aveia, semente de girassol, arroz-selvagem.

Miscelânea: mel, leite, óleo de semente de gergelim, molho de soja, manjericão.

ALIMENTOS A EVITAR

Carnes vermelhas, coentro, café, maçã-azeda, defumados, frituras e comidas gordurosas, pilrito, alimentos salgados ou processados.

Queira observar que, em todo o livro, muitos dos alimentos que recomendo evitar são considerados nutritivos e importantes para uma dieta balanceada. Não estou aconselhando ninguém a jamais consumir tais alimentos, apenas a fazê-lo com parcimônia. Afinal, a moderação é o segredo do Tao da beleza.

CONSTIPAÇÃO

Um dos primeiros passos desse programa é o alívio da constipação. Em geral, a constipação indica que o corpo — sobretudo estômago e intestinos — está com excesso de energia quente (yang), deficiência de *chi* ou carência de líquidos. Os alimentos catalogados acima ajudam a combater o excesso de energia quente, a aumentar o *chi* e a hidratar o organismo: são perfeitos para você iniciar seu programa de desintoxicação. Como eu disse, você provavelmente já tem muitos deles em sua despensa.

O processo chinês de desintoxicação natural é consideravelmente mais lento que a terapia química convencional, mas acredito que você o achará bem menos traumático para o seu corpo. Embora os laxantes e clisteres purguem o corpo das toxinas, às vezes deixam você fraca e com cãibras.

Ao começar a remover os depósitos de toxinas de seu corpo, beba líquidos em abundância — água, sucos e sopas — e coma alimentos purificadores que reduzem o muco. Encontre tempo para alguns exercícios aeróbicos leves, como caminhada, em sua rotina diária; isso também ajudará a fortalecer o seu *chi*. Recomendo insistentemente começar o dia com um longo passeio, seguido de um banho quente relaxante. Caminhar estimula a circulação do sangue e outros líquidos do corpo, bem como o movimento interno do *chi*. O banho ajuda a relaxar e dilata os poros para facilitar a eliminação das toxinas.

Eu nasci yang (energia quente). Mesmo quando criança, tinha problemas de eliminação. Incorporando à minha dieta alguns dos alimentos catalogados acima, mamãe conseguiu restaurar o equilíbrio de meu corpo, de modo que passei a eliminar naturalmente. Acostumei-me também a movimentar os intestinos de manhã, quando me sinto geralmente mais descontraída, e fiz disso um hábito para toda a vida. Isso deu certo até que engravidei de Samantha.

No quinto mês, o bebê começou a tomar mais espaço em meu útero e a pressionar meus intestinos. Em conseqüência, reapareceram os problemas de constipação.

Felizmente, mamãe me lembrou daquilo que era eficaz em minha infância. Consegui aliviar o incômodo bebendo água morna com uma colher de chá de mel, em jejum, todas as manhãs durante alguns dias. Isso lubrificou e hidratou meus intestinos. Também ingeria uma sopa especial de batata-doce, antes de dormir, e em pouco tempo os problemas de constipação desapareceram.

Eis alguns laxantes naturais que estimulam sensivelmente a eliminação:

- De manhã, em jejum, beba um copo de água morna com duas colheres de chá de mel.
- De manhã, em jejum, beba um copo de água morna com uma colher de chá de sal.
- Beba um copo de água morna ou chá verde com uma colher de chá de suco de *aloe vera*.
- De manhã, em jejum, beba um copo de leite quente.
- Diariamente, em jejum, coma uma ou duas ameixas maduras. Outras frutas que estimulam o movimento natural dos intestinos são: figo seco, maçã assada e ameixa cozida.

DIARRÉIA

O oposto da constipação, a diarréia — intestino solto — é também evidência de toxinas no trato gastrintestinal. As possíveis causas são: água e comida contaminadas, reações alérgicas a certos alimentos, infecção por parasitas, bactérias ou vírus, e crises emocionais. Tais sintomas são, muitas vezes, indício de frio excessivo, podendo ser aliviados com a ingestão de alimentos quentes.

Se a diarréia ocorrer naturalmente ou enquanto você estiver desintoxicando seu sistema, suspenda o uso dos tônicos purificantes até que os sintomas desapareçam.

- Evite óleos e gorduras, massas e laticínios, exceto iogurte. (Os lactobacilos presentes no iogurte substituirão as toxinas que causam o problema.)
- Consuma líquidos quentes — principalmente sopas e caldos — durante 24 horas. Se não melhorar, prossiga por mais um dia. Beba pelo menos oito copos de água por dia, para manter o corpo hidratado.
- Cozinhe meio copo de arroz em três copos de água durante dez ou quinze minutos. Coe, coma o arroz e beba o caldo — um copo três vezes ao dia.

DIURESE E TRANSPIRAÇÃO

O corpo também expele toxinas pela diurese e a transpiração. Tônicos e alimentos com propriedades diuréticas facilitam a eliminação da urina e fortalecem os rins. Alimentos com propriedades diaforéticas aumentam o calor interno do corpo e estimulam a transpiração. Uma dieta equilibrada, segundo os padrões chineses, inclui inúmeros alimentos com essas propriedades. É muito importante você consumir grande quantidade de tônicos e alimentos que promovem a diurese e a transpiração durante o processo de desintoxicação.

- **Alimentos que estimulam a diurese:** aspargo, cevada, chá preto, abóbora chinesa, cenoura, coco, café, milho, cabelo de milho, pepino, feijão, alface, tangerina, manga, melões de todos os tipos, feijão *mung*, cebola, abacaxi, ameixa, carambola.
- **Alimentos que aumentam o *chi* dos rins:** bife de rim, semente preta de gergelim, vagem, fava, trigo integral.
- **Alimentos que aumentam a transpiração:** pimenta-do-reino, soja preta, semente de cardamomo, cebolinha, cravo, erva-doce, gengibre verde ou seco, uva, raiz de alcaçuz, noz-moscada, pimentas de todos os tipos, rabanete.
- **Alimentos que aquecem os órgãos internos:** pimenta-de-caiena, pimenta branca ou preta, carne de galinha, cebolinha, cravo, erva-doce, gengibre seco, pimentão, carne de cordeiro, noz-moscada, vagem.

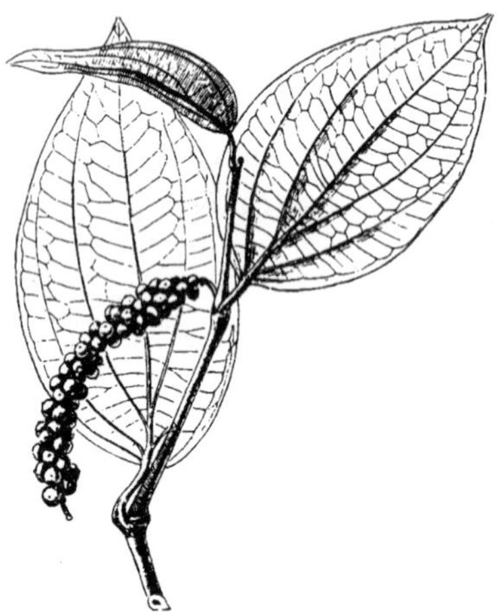

Pimenta-do-reino (*Piper nigrum*)

QUANTO IRÁ DEMORAR?

A desintoxicação e a purificação interna não acontecem da noite para o dia, muito menos após uma vida inteira de alimentação e eliminação impróprias. Sugiro que você inicie com o seguinte programa de uma semana de purificação concentrada:

- Toda manhã beba um chá tônico purificante como o Chá Básico de Ginseng (página 67), o Chá Chinês de Raiz de Alcaçuz (página 68) ou o Chá de Orquídea Brava (página 69).

- Caminhe de dez a quinze minutos pelo menos uma vez por dia, para estimular o fluxo de *chi* pelo corpo.
- Faça de quatro a cinco refeições por dia, utilizando qualquer dos alimentos desintoxicantes catalogados na página 63, que estimulam a circulação principalmente nos rins, fígado, baço, estômago e trato intestinal.
- Antes de se deitar, tome todas as noites um tônico laxativo, como os sugeridos nas páginas 69-70.

Siga essas instruções por uma semana. Mantenha um diário para registrar como se sente e como o seu corpo reage a essa nova dieta. No fim da semana, responda a estas perguntas:

- Os sintomas de timpanismo diminuíram?
- Sua digestão melhorou?
- Está respirando com mais facilidade?
- Sente-se mais lúcida e concentrada?
- Seu apetite melhorou?
- Sua energia aumentou?

Essas são apenas algumas das mudanças que notará à medida que seu corpo for eliminando resíduos e toxinas. Se desejar, repita o regime de desintoxicação por mais uma semana e, depois, por uma semana a cada mês.

RECEITAS PARA DESINTOXICAÇÃO

Chá básico de ginseng (yang)

O ginseng é o principal tônico chinês à base de ervas. O Clássico da Medicina Interna do Imperador Amarelo *reza: "O ginseng é um tônico para as cinco vísceras; ameniza o vigor, harmoniza a alma, acaba com o medo, elimina as energias viciosas, dá brilho aos olhos e melhora a visão, abre o coração, aguça a mente e, se tomado durante algum tempo, revigora o corpo e prolonga a vida." O ginseng é um tônico energético que repõe o* chi *perdido nos meridianos e órgãos. Diz-se que beneficia tanto a mente, a alma e o espírito quanto o corpo. Isso explica muito bem sua popularidade de dois mil anos. Para o bem-estar geral, o* Chá Básico de Ginseng, *de sabor adocicado graças ao alcaçuz e às tâmaras vermelhas chinesas, é perfeito num programa de desintoxicação.*

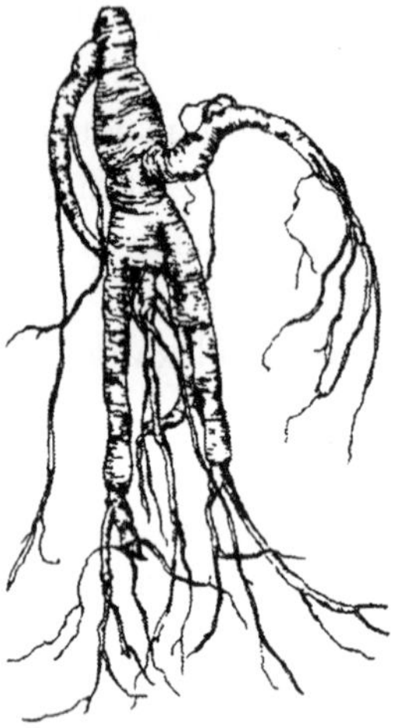
Raiz de ginseng (*Panax quinquefolius*)

Rende duas doses

1 pedaço de 2,5cm de ginseng coreano (ver Nota)
2 pedaços de 0,5cm de raiz de alcaçuz chinês, cortados ao meio (ver Nota)
4 tâmaras vermelhas chinesas

Ferva 4 copos de água. Acrescente o ginseng, a raiz de alcaçuz e as tâmaras vermelhas; reduza o fogo e tampe. Deixe ferver em fogo brando por 1 hora, acrescentando a água necessária para manter o volume de 2 copos. Coe e beba.

Nota: Disponível nas casas especializadas, o ginseng coreano é o mais vendido sob o nome genérico de "ginseng". Tem ligeira cor castanha e é muito duro. O ginseng coreano tem energia neutra; o ginseng vermelho siberiano, energia yang; e o ginseng americano, energia yin. Use apenas raiz de alcaçuz chinês, encontrado nas casas especializadas. Sua energia yang é um poderoso fortificante e desintoxicante.

Chá chinês de raiz de alcaçuz (yin/yang)

Na farmacopéia chinesa, a raiz de alcaçuz é quase tão importante quanto o ginseng. É conhecida como o Grande Desintoxicante porque remove as toxinas do sistema e elimina todos os efeitos colaterais das outras ervas. Além disso, atua como tônico do sangue, devido a seus efeitos nos rins e baço — ou seja, ele fornece chi *ao sangue. Servido quente ou frio, esse chá tem um ótimo sabor. O alcaçuz chinês apresenta propriedades desintoxicantes que não estão presentes em outras variedades da planta.*

Rende 2 doses

4 pedaços de 3cm × 0,5cm de raiz de alcaçuz chinês (ver Nota)
Mel a gosto

Ferva 4 copos de água. Adicione a raiz de alcaçuz, abaixe o fogo e ferva em fogo brando por 20 minutos, até que o líquido se reduza à metade. Coe e adoce com mel, se desejar.

Nota: A raiz de alcaçuz chinês está disponível nas casas especializadas.

Chá de orquídea brava (yin)

A orquídea chinesa (Dendrobium hancockii) *tem sido tradicionalmente usada no chá diário para recuperar a energia yin dos rins.* Suk Gok, *como é mais conhecida, é uma infusão doce e de sabor agradável, que você adorará servir a seus amigos. Trata-se de um excelente tônico de energia fresca que combate a fadiga e dá mais ânimo.*

Rende 2 doses

1/2 copo de orquídeas chinesas secas (ver Nota)
1 fatia de 1cm de raiz de alcaçuz chinês (ver Nota)

Ferva 4 copos de água. Acrescente as ervas. Reduza o fogo e deixe ferver em fogo brando por 20 minutos, até que o líquido se reduza à metade. Coe e adoce com mel, se desejar. Beba quente.

Nota: As orquídeas chinesas secas e o alcaçuz chinês estão disponíveis nas casas especializadas.

Sopa de batata-doce (yin)

A batata-doce e o mel são emolientes naturais, que hidratam o aparelho gastrintestinal. Esta receita é um laxante natural e eficaz, de gosto suficientemente agradável para ser servido também como sobremesa! É o tônico que mamãe preparava para aliviar minha constipação.

Rende 2 porções

2 batatas-doces de tamanho médio, descascadas e cortadas em cubinhos
2 colheres de sopa de mel

Cubra as batatas com 2 copos de água e leve para ferver. Reduza o fogo e deixe cozinhar em fogo brando por aproximadamente 30 minutos ou até que as batatas fiquem macias. Não jogue fora o caldo, que também é bom para você. Espalhe o mel sobre as batatas e agite-as até ficarem bem cobertas. Coloque as batatas e o caldo em pratos. Coma antes de dormir durante 1 ou 2 semanas, para aliviar a constipação.

Sopa de milho (yin/yang)

Eis aqui uma receita duplamente eficaz para a desintoxicação, já que o milho age também como tônico na remoção de toxinas do estômago. É igualmente diurético, pois estimula a micção e combate a retenção de urina. A carne de frango é também um tônico que regula o estômago e o pâncreas. Mas não é tudo: o ovo atua como um tônico para o sangue, ajudando a lubrificar o estômago e outros órgãos, inclusive a pele.

Rende de 4 a 5 antepastos ou de 3 a 4 pratos principais

Temperos
1 colher de sopa de óleo de gergelim
1 colher de sopa de molho de soja
3 colheres de sopa de maisena
1 colher de sopa de açúcar
1/2 colher de sopa de pimenta branca (opcional)

2 peitos de frango, sem pele e cortados em cubos
2 espigas médias de milho ou 200g de milho integral enlatado
3 colheres de sopa de óleo
1/2 xícara de ervilhas verdes
1 pedaço de 1cm de gengibre, cortado em dois
2 dentes de alho, descascados e amassados
2 hastes de cebolinha, picadas
2 ovos
Sal e pimenta a gosto

Misture os temperos adicionando-lhes uma colher de água. Ponha o frango a marinar e reserve.

Corte os grãos de milho das espigas; reserve. Se utilizar milho enlatado, escorra-o e reserve.

Preaqueça a panela, despeje o óleo e frite o milho, a ervilha, o gengibre e o alho por mais ou menos um minuto. Acrescente 6 xícaras de água e deixe ferver. Coloque em fogo médio e deixe por mais 15 ou 20 minutos. Adicione o frango com o molho e a cebolinha; leve para ferver novamente. Deixe em fogo brando de 10 a 15 minutos, até o frango estar cozido.

Retire a panela do fogo. Quebre os ovos num prato e bata-os ligeiramente com um garfo. Despeje-os na sopa quente, mexendo algumas vezes até incorporá-los. Junte sal e pimenta a gosto.

DIGESTÃO

Muitas vezes me surpreendo pelo fato de tantos ocidentais — principalmente americanos — aceitarem a indigestão, a azia e outros problemas digestivos como coisa normal. Repare na quantidade de comerciais de televisão que anunciam medicamentos para o estômago e para o trato digestivo. Existem até pílulas que tornam possível à pessoa beber leite, comer queijo ou tomar sorvete quando seu corpo todo se rebela contra os laticínios!

Existem inúmeras causas de indigestão, não sendo a menor delas nossa obsessão com a magreza. Mesmo crianças pequenas, que ainda têm muito que crescer, fazem dieta para perder peso. As dietas constantes e os maus hábitos de alimentação, desde a pressa no café da manhã e intervalos irregulares entre as refeições à anorexia e à bulimia, comprometem os processos digestivos normais. Tais abusos podem levar não só aos males de estômago e perda de apetite como também ao timpanismo, diarréia, constipação, fadiga e até problemas de pele. O consumo exagerado de álcool, cafeína, gorduras e alimentos muito temperados pode gerar problemas semelhantes.

O conceito de remoção de toxinas e resíduos do trato gastrintestinal já foi analisado. No entanto, para obter o máximo de benefício desse processo de purificação e aumentar a absorção de nutrientes pelo corpo, é vital que você reequilibre seu sistema digestivo.

Segundo a tradição chinesa, tônicos e alimentos que fortalecem o baço são essenciais para acabar com quaisquer problemas digestivos porque o baço tem grande influência sobre a digestão e a absorção de nutrientes. O baço controla o movimento das substâncias e fluidos nutritivos ao longo do corpo e tem papel regulador sobre todo o trato gastrintestinal. Também influencia a circulação e a distribuição dos líquidos, trabalhando em conjunto com os rins para regular e controlar a quantidade de fluidos no corpo. Outra função do baço é regular a quantidade e a qualidade do sangue.

A água é o melhor antídoto natural para os problemas relacionados à digestão e movimento dos líquidos no corpo. Ela lava e hidrata todos os órgãos do corpo, inclusive os intestinos e a pele, extremamente importantes. Quando falo da água, refiro-me apenas à água, sem misturas. Assim que você acrescenta algo a ela — digamos, umas gotas de limão ou uma colherinha de mel —, essa água se torna um veículo para as propriedades do mel ou do limão. Esses líquidos medicinais têm lugar de destaque na manutenção dos níveis de fluidos do corpo.

Para exemplificar a importância de uma boa digestão, vou lhe contar uma história dos meus tempos de modelo. Para muitas profissionais dessa área, uma das épocas mais atribuladas do ano é o início da primavera: os meses de março e abril, principalmente. A corrida começa em Paris, com os desfiles de alta-costura e *prêt-à-porter* (roupa pronta), passa por Milão e volta a Nova York. Modelos do mundo todo fazem o circuito, trabalhando até para vinte estilistas por semana. Entre ensaios e desfiles, há pouquíssimo tempo para comer adequadamente. Ao contrário de Nova York e Hong Kong, onde os restaurantes que servem boa comida ficam abertos 24 horas por dia, as capitais européias da moda não oferecem esse serviço. Os restaurantes de Paris chegam a fechar no horário entre as refeições!

Durante um mês de março especialmente frio em Paris, os desfiles aconteciam sob uma tenda enorme, tão pouco aquecida, que ficávamos sujeitas a grandes mudanças de temperatura. Nosso dia começava às seis ou sete horas da manhã, quando nos reuníamos na tenda para a maquilagem e o penteado, preparando-nos para o desfile das nove. Após os desfiles do dia, tínhamos de correr para os ensaios dos desfiles do *dia seguinte*. Às vezes, não voltávamos ao hotel antes da meia-noite, quando o serviço de copa e o restaurante já estavam fechados.

As modelos experientes levavam frutas e castanhas na bolsa, para enganar a fome. Eu nunca me afastava de minha garrafa térmica com chá de gengibre quente, que ajudava a manter o meu corpo aquecido e meu apetite saciado. Não gosto de comer quando estou cansada. Em certa ocasião, dividi o chá com minha nova companheira de quarto, Suzanne, que se queixara de estar congelando. Dei-lhe uma xícara de meu chá de gengibre adoçado com mel e ela confessou depois que aquela fora uma das poucas vezes em que não se sentira desfalecer ou prestes a apanhar um resfriado. Acrescentou que, também pela primeira vez depois que pusera os pés em Paris, estes e suas mãos ficaram quentes.

Suzanne contou-me que sempre tinha problemas de digestão. Muitas vezes não comia nada e, se insistia em fazê-lo, tinha dificuldades em engolir. Freqüentemente soluçava e certa feita chegou a vomitar após uma "refeição" de café gelado e suco.

Tínhamos uma folga nesse dia; por isso a levei ao meu restaurante chinês favorito, perto da Praça da Concórdia. Já que eu comia ali com freqüência e os donos me conheciam, pedi ao cozinheiro que acrescentasse mais alho e gengibre à nossa refeição. Pedimos Sopa Quente Azeda, Frango com Gengibre e Bife com Laranja, todos alimentos de energia quente que estimulam o *chi* e facilitam a digestão. Após esse banquete, Suzanne e eu nos sentíamos e parecíamos tão bem no desfile seguinte, que mal precisávamos de *blush* nas faces.

A refeição que partilhamos era exatamente a mesma que um herbanário pediria! Os alimentos e sabores inundaram de energia quente o estômago e o baço gelados de Suzanne, estimulando o movimento descendente do *chi* no seu corpo.

O PODER DOS ALIMENTOS PARA MELHORAR A DIGESTÃO

Os alimentos, quando preparados como tônicos, chás e refeições, ajudam a digestão de várias maneiras: diminuem a náusea; estimulam ou inibem o apetite; limpam o sistema digestivo; combatem a flatulência, a constipação e o intestino solto; e promovem a absorção de nutrientes.

Quaisquer que sejam os seus problemas de digestão, os alimentos arrolados abaixo lhe proporcionarão alívio. Além disso, devolverão o equilíbrio ao seu sistema digestivo — estômago, intestino grosso e intestino delgado. Por esse motivo, recomendo alimentos que forneçam o *chi* yin ou yang necessário para corrigir e prevenir esses problemas. Eles promovem, ao mesmo tempo, uma melhor digestão e nutrem a pele, o cabelo e as unhas. Muitos desses alimentos são escolhidos por suas propriedades especiais. O mamão e o abacaxi, por exemplo, são ricos em enzimas que facilitam a digestão e o fluxo de *chi*. Tâmaras vermelhas ou pretas, alho, gengibre e arroz-doce fornecem energia quente para fortalecer a função estomacal.

ALIMENTOS QUE FACILITAM A DIGESTÃO

Frutas e castanhas: maçã, banana, castanha, tâmara chinesa vermelha ou preta, toronja, melão, *kumquat*, limão, lima, ameixa-amarela, azeitona, laranja, mamão, pêra, abacaxi, ameixa, ameixa seca, carambola, melancia.
Legumes: feijão-azúki, feijão-preto, cenoura, aipo, abóbora chinesa (*bok choy*), salsa chinesa (coriandro), cebolinha, milho, flor de dente-de-leão, erva-doce, alface, feijão *mung*, batata, rabanete, espinafre, tomate, castanha d'água, alho-poró (parte branca), inhame.
Proteínas: frango, peixe, tofu.
Cereais e sementes: cevada, arroz-doce, arroz branco comum, aveia.
Miscelânea: chá verde ou preto, açúcar mascavo, pimenta-caiena, canela, trevo, casca seca de tangerina, alho, gengibre, *ginseng*, lúpulo, leite, noz-moscada, hortelã-pimenta, manjericão, vinagre, pimenta-do-reino ou branca, vinho.

ALIMENTOS A EVITAR

Álcool; derivados de leite, especialmente sorvete; alimentos gordurosos; alimentos processados; carnes vermelhas; todos os alimentos de energia fria.

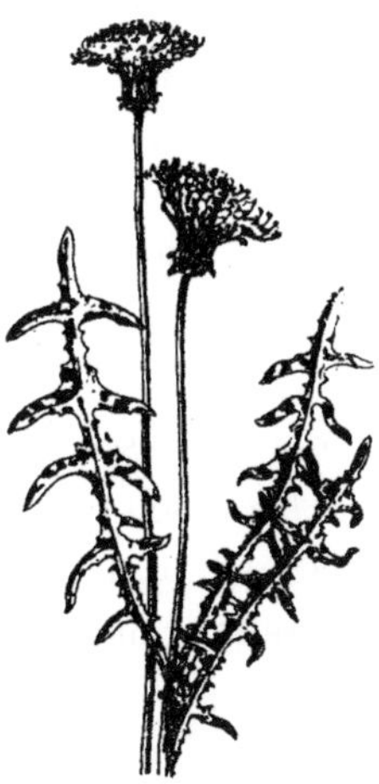

Dente-de-leão (*Taraxacum officinale*)

ONDE COMEÇAR

Você poderá aliviar muitos problemas digestivos e assegurar uma saúde geral dos órgãos da digestão se seguir os seguintes conselhos:

- Coma mamão — um fruto pequeno inteiro ou metade de um fruto grande — duas vezes ao dia depois das refeições, para promover a digestão e reduzir os gases e o timpanismo. O mamão ajuda também a aliviar a sede e a tosse provocadas pela febre.
- Mastigue algumas sementes de erva-doce depois de uma refeição pesada, para assentar o estômago e combater a náusea.
- O abacaxi fresco não só combate a sede e promove a micção (o que alivia a retenção de líquidos) como apresenta um sabor equilibrado doce/azedo que proporciona energia neutra (yin/yang) extremamente útil para facilitar a digestão. Coma três ou quatro fatias ou beba um copo de suco fresco duas vezes ao dia.
- Inclua o tofu em sua dieta. É nutritivo e fácil de digerir, equilibra o *chi* para uma boa saúde geral e fornece energia fria para combater os desequilíbrios resultantes do excesso de energia quente no estômago e intestinos. Assim como o macarrão, o tofu está disponível em diversas consistências e formas: macio, firme, duro, em fatias secas, em hastes secas, cozido, em tiras, etc. Não exige cozimento, mas pode ser cozido de várias maneiras. Excelente fonte de proteínas de alta qualidade, o tofu também é rico em ferro, fósforo e potássio. Quando fabricado com sulfato de cálcio, é boa fonte de cálcio.
- Restaure a harmonia do estômago e elimine os gases tomando uma sopa de arroz branco com bulbos de erva-doce no café da manhã. (Ver página 76 para a receita.)
- O espinafre possui notáveis propriedades digestivas. Cru, alivia a constipação; cozido, fornece energia fria que extingue o *chi* yang causador da indigestão. Rico em ferro, de que o corpo da mulher necessita muito, o espinafre cozido beneficia também o fígado e equilibra a pressão sanguínea.

Incorpore à sua dieta os alimentos mencionados na página 73 para equilibrar o *chi* em seu trato gastrintestinal e amenizar o excesso de *chi* yang ou de *chi* yin. O que se segue são apenas alguns tônicos reconhecidamente eficazes para estimular a digestão.

RECEITAS PARA UMA BOA DIGESTÃO

Chá de hortelã (yin)

A hortelã é uma maravilha digestiva da natureza. Seja de que espécie for, ela fornece energia fria, calmante, que estimula a digestão. Mastigue as folhas verdes para refrescar o hálito e limpar o palato. Beba um chá aromático para combater o enjôo de estômago e melhorar o apetite. Para as pessoas que precisam evitar a cafeína, vale lembrar que a hortelã não contém essa substância.

Rende 4 doses

2 colheres de sopa, cheias, de hortelã seca ou 1/2 xícara de hortelã verde picada, sem os talos
Mel a gosto

Ferva 4 1/2 xícaras de água. Se utilizar hortelã seca, acrescente-a à água, tampe a panela e apague o fogo. Deixe em infusão por 5 minutos ou até extrair o máximo de essência da hortelã. Se utilizar hortelã verde, pique-a e acrescente-a à água. Deixe ferver em fogo brando por 5 minutos.

Coe o chá e adoce com mel a gosto.

Chá de cravo (yang)

Para despertar o apetite, especialmente numa convalescença, faça um bule de chá de cravo. A energia quente do cravo transita pelo sistema digestivo e promove alívio quase imediato.

Rende 4 doses

1 ou 2 colheres de sopa cheias de cravo
2 colheres de sopa de *oolong* ou chá preto, à escolha
Mel a gosto

Ferva 4 1/2 xícaras de água. Coloque cerca de 1/2 xícara de água num bule de porcelana. Agite o bule para aquecê-lo e jogue fora a água. Amasse bem os cravos num almofariz, para liberar os óleos aromáticos. Coloque os cravos e as folhas de chá no bule e despeje por cima a água restante. Deixe em infusão por 5 minutos ou até que obtenha o sabor desejado. Coe o líquido numa xícara e adoce com mel a gosto.

Sopa de tofu e espinafre (yin/yang)

Quem quiser convencer-se de que uma dieta vegetariana pode ser saborosa deve experimentar essa esplêndida sopa. O espinafre e a cebola também estimulam a função digestiva, enquanto o gengibre traz energia quente para contrabalançar a friagem do estômago, causa mais comum da indigestão.

Rende 4 antepastos ou 2 pratos principais

Temperos
1 colher de sopa de óleo de gergelim
1 colher de sopa de molho de soja
1 colher de sopa de maisena
1 colher de sopa de açúcar

2 ou 3 colheres de sopa de óleo
2 a 4 cebolinhas picadas
1 cebola pequena picada
1 cenoura média ralada
10cm de gengibre picado
2 xícaras de espinafre verde, lavado, seco e picado
250g de tofu firme, espremido para remover o excesso de água e cortado em cubos de 3cm
Sal e pimenta a gosto

Misture os temperos num prato de vidro e reserve.

Aqueça o óleo numa frigideira. Misture a cebolinha, a cebola, a cenoura e o gengibre, fritando por 2 minutos. Acrescente 4 copos de água e deixe ferver. Junte o espinafre e o tofu. Deixe ferver novamente.

Acrescente os temperos, mexendo devagar para misturar. Polvilhe sal e pimenta a gosto. Tampe e deixe levantar fervura, depois sirva imediatamente.

Sopa de arroz e erva-doce (yin)

Esta sopa tradicional matutina restaura a harmonia de todo o trato digestivo. Também é útil para fazer expelir os gases que provocam dores no estômago. E seu gostinho, que lembra o alcaçuz, é uma maneira agradável de começar o dia.

Rende 2 porções

1 bulbo de erva-doce, picadinho
1/2 xícara de arroz

Ferva 3 xícaras de água. Acrescente a erva-doce e o arroz. Misture bem. Tampe a panela e reduza o fogo. Cozinhe por 30 minutos ou até que a maior parte da água seja absorvida e o arroz fique tenro.

REGENERAÇÃO

Parece que, nesta nossa vida atarefada, temos de achar tempo para tudo e não dormimos o suficiente. O sono, uma de nossas funções básicas, é facilmente perturbado pela mais insignificante distração. Devo insistir em que o Todo Orgânico — conforme descrito na página 21 — deve ser adequadamente nutrido. Mas o que tem a ver o sono com a nutrição?

Nosso corpo precisa de tempo para se recompor ou reciclar, expelir toxinas e permitir às articulações e músculos cansados, sobrecarregados, recuperarem a elasticidade e a flexibilidade. Isso só acontece quando dormimos a intervalos regulares e por tempo suficiente. Em estudos clínicos sobre privação do sono, os cientistas descobriram que a falta de sono profundo não só compromete a função orgânica como também provoca lapsos de memória e até alucinações.

Sem um sono demorado e de qualidade, você não apenas se sentirá irritada como fisicamente abalada. A falta de sono não se manifesta apenas nos círculos escuros e no inchaço ao redor dos olhos. Você poderá sentir-se estressada e nervosa, sujeita a períodos de introspecção excessiva, baixa pressão sanguínea e até acessos de cólera. Dores de cabeça e taquicardia são outros indicadores comuns de que você não está dormindo o bastante. Seu cabelo se tornará quebradiço e começará a cair; sua pele apresentará consistência frouxa, cravos, espinhas ou rugas, principalmente ao redor dos olhos.

ONDE COMEÇAR

O sono deve ser tratado tão sistematicamente quanto qualquer outro componente de seu regime de saúde e beleza. As horas noturnas são o tempo mais precioso para a regeneração de seu corpo. Convém você ir para a cama sempre no mesmo horário, todas as noites, e levantar-se também no mesmo horário, todas as manhãs — mesmo nos fins de semana. Não quero negar o prazer de dormir até tarde, mas uma coisa é certa: sono não se recupera. Horários regulares de sono ajudam a manter o equilíbrio do sistema e, como você já deve saber, equilíbrio é saúde e saúde é beleza.

Eis aqui algumas formas de você garantir a quantidade certa do tipo certo de sono:

- Assegure-se de que a temperatura de seu quarto seja agradável, nem muito quente nem muito fria, com ventilação suficiente para você respirar com facilidade.
- Lençóis limpos e cheirosos são um luxo que todos merecemos.
- Crie um ambiente o mais tranqüilo possível. O quarto tem de ser silencioso e escuro, para você recuperar o corpo e o espírito.
- Tome um chá calmante — como o Chá de lúpulo da página 80 ou de camomila — uma hora antes de deitar-se, para garantir um sono natural e rápido. Você não precisa dormir como uma pedra logo que sua cabeça pousar no travesseiro — isso é sinal de que está excessivamente cansada, estressada, e não terá um sono restaurador. O ideal é que seu corpo leve de cinco a dez minutos para livrar-se das pressões do dia antes de cair no sono.
- Um banho quente — mas não muito quente, pois isso a deixará desperta — relaxará seus músculos e sua mente. Gosto de acrescentar meia xícara de sal marinho para relaxar os músculos e uma gota de óleo de lavanda para um banho em que eu fique de "molho" de maneira cheirosa e repousante. Faça isso meia hora antes de deitar-se.
- O vapor de cebolas opera maravilhas. Esmague uma cebola pequena e mantenha-a num jarro tampado. Inale o vapor antes de ir para a cama. Com toda a certeza estará profundamente adormecida em quinze minutos.
- Exercícios de respiração lenta e profunda podem acalmar os nervos mais excitados. Estenda-se na cama, de costas, braços ao lado do corpo, palmas das mãos para cima. Feche os olhos e comece a respirar lenta e profundamente, concentrando o pensamento em imagens agradáveis e tranqüilas — o mar, o topo das montanhas ou qualquer outro lugar aprazível. Concentre-se também no espaço entre as sobrancelhas — o "terceiro olho" — e mentalmente ordene às diversas partes do seu corpo, uma por vez, que adormeça. Comece pelos dedos dos pés e vá subindo. Para outros exercícios destinados a manter o equilíbrio do corpo e promover o relaxamento e o sono, ver o Capítulo 10.
- O cálcio, sob a forma de um copo de leite quente ou comprimidos, prepara você para o sono e ajuda a aliviar as cãibras musculares.

ALIMENTOS QUE AJUDAM A REGENERAR O CORPO

Você talvez precise mudar alguns hábitos para ter um sono saudável e reparador, principalmente se costuma correr desde o momento em que se levanta até desabar na cama. A tradição chinesa considera o sono apenas um dos componentes do cuidado geral com o corpo. Lembre-se do Todo Orgânico e encare o sono com a mesma reverência com que encara a refeição, o exercício e até o trabalho. Comece por integrar à sua dieta alguns dos seguintes alimentos, que sabidamente promovem o sono, sobretudo à noite.

ALIMENTOS QUE PROMOVEM A REGENERAÇÃO E O SONO

Frutas e castanhas: maçã, banana, limão, ameixa-amarela, amora silvestre, mamão, pêra, abacaxi, ameixa, ameixa seca, tâmara chinesa vermelha ou preta.
Legumes: feijão-azúki, feijão-preto, couve, erva-doce, legumes verdes (cozidos ou refogados, não crus), alface, cogumelo, espinafre, batata, inhame, batata-doce.
Proteínas: frango, peixe, tofu.
Cereais e sementes: cevada, arroz integral, macarrão de arroz, aveia, arroz-doce.
Miscelânea: manjericão, camomila, endro, alho, ginseng, mel, lúpulo, hortelã-pimenta, baga de roseira brava.

ALIMENTOS A EVITAR

Álcool; cafeína do café, refrigerantes à base de cola, chá e chocolate; alimentos gordurosos ou picantes; açúcar.

Incorpore à sua dieta os alimentos que promovem o sono e fique longe dos alimentos a evitar — especialmente os muito ricos em cafeína e açúcar ou de difícil digestão. Estes com certeza vão manter você de olhos arregalados toda a noite, assim como os exercícios feitos muito perto da hora de dormir. Quando o seu corpo tenta digerir uma refeição gordurosa e pesada, a energia gasta nesse processo — sobretudo depois de um jantar farto — com certeza vai manter você acordada.

RECEITAS QUE PROMOVEM O SONO

Chá de lúpulo (yin)

O chá de lúpulo é um tradicional auxiliar chinês do sono. Tome um ou dois copos todas as noites, antes de deitar-se, para evitar a insônia. Sabe-se também que esse chá alivia as cólicas menstruais e, tomado meia hora antes das refeições, diminui o apetite e abranda a fome.

Rende 2 doses

1/2 xícara de lúpulo seco (ver Nota)
Mel a gosto

Misture o lúpulo com 4 xícaras de água numa chaleira grande, com tampa. Ferva, mexa e reduza o fogo. Tampe e deixe em infusão por 20 minutos ou até que a água se reduza à metade. Coe em peneira fina e jogue fora o lúpulo. Acrescente mel a gosto. Beba quente ou frio.

Nota: O lúpulo seco está disponível nas melhores mercearias.

Chá de tâmara do sono (yang)

Esta relaxante bebida para a hora de dormir é excelente também para pessoas de estômago fraco. As tâmaras vermelhas contêm energia quente e atuam como tônico para o baço, estômago e sangue. As tâmaras vermelhas são naturalmente doces, por isso você não precisa de nenhum outro adoçante.

Rende 1 dose

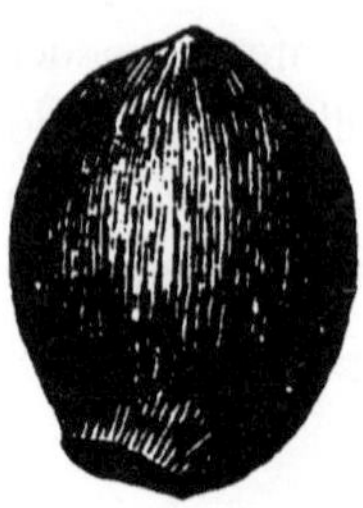

Tâmara vermelha chinesa
(*Cycas revoluta*)

5 tâmaras chinesas vermelhas, picadas (ver Nota)
4 alhos-porós, somente a parte branca, descascados

Misture as tâmaras e o alho-poró com 1 1/2 xícara de água e ferva. Coloque em fogo médio e deixe reduzir a 1 xícara. Coe antes de beber, mas poderá comer as tâmaras e o alho, se quiser.

Nota: As tâmaras vermelhas chinesas estão disponíveis em lojas de produtos asiáticos, grandes mercearias ou casas de produtos naturais.

Sopa de trigo e tâmara vermelha (yin/yang)

A energia fria do trigo contrabalança a energia quente da tâmara e estimula adequadamente as funções do coração, baço e rins. Na medicina chinesa, o trigo é tradicionalmente usado para acalmar as pessoas sujeitas a crises emocionais.

Rende 1 porção

1 colher de sopa de germe de trigo
4 a 6 tâmaras vermelhas chinesas picadas (ver Nota)
1 pedaço de 2,5cm de raiz de alcaçuz chinês (ver Nota)

Doure o germe de trigo numa frigideira sem óleo. Cubra o trigo e as tâmaras com 1 1/2 xícara de água, numa panela. Deixe ferver e reduza o fogo. Acrescente a raiz de alcaçuz e mantenha em fogo médio até a água se reduzir a uma xícara. Coe. Beba o chá e coma as tâmaras vermelhas para um sono reparador.

Nota: Use apenas raiz de alcaçuz chinês, que tem propriedades não encontradas em outras variedades. Tanto as tâmaras chinesas vermelhas quanto o alcaçuz chinês estão disponíveis em lojas de produtos asiáticos ou casas de produtos naturais.

Sais de banho sereia-do-mar (yin)

Esta não é uma receita para ser ingerida, mas é feita para que nos regalemos com ela. A energia fria das milagrosas plantas marinhas retira as toxinas do organismo e limpa a pele enquanto relaxa completamente o corpo. Ponha esses sais na água do banho noturno e respire o glorioso aroma do oceano.

Rende 500g, suficientes para 3 ou 4 banhos

1/4 de xícara de *kombu* (ver Nota)
1/4 de xícara de rodimênia (ver Nota)
2 xícaras de sal grosso
1/2 xícara de sabonete líquido (ver Nota)
1 colher de sopa de óleo de canola, amêndoa, abacate ou oliva

Triture o *kombu* e a rodimênia no liqüidificador e coloque num recipiente grande. Acrescente o sal e mexa até incorporar bem. Adicione o sabonete líquido e o óleo. Misture bem, até o ponto de mingau.

Coloque a mistura numa superfície plana e limpa, como uma fôrma de assar, e deixe descansar por uma noite, sem cobrir e em ambiente quente e seco. Agite para saber se a mistura está seca. Caso não esteja, ponha em forno médio por 15 minutos no máximo. Não utilize o microondas. Despeje em frasco limpo e bem-vedado, de preferência de vidro.

Nota: O *kombu* e a rodimênia (alga marinha comestível) são plantas marinhas vendidas em farmácias especializadas em produtos naturais, lojas de comida macrobiótica e mercearias asiáticas. O sabonete líquido deve ser sem perfume.

5
CUIDADOS COM A PELE

O TOQUE CHINÊS PARA UMA PELE SAUDÁVEL E RADIANTE

Muito valorizada em todas as culturas, uma pele bonita é sinal de saúde, juventude e vitalidade. Segundo a prática tradicional chinesa, esse aspecto crucial de sua aparência pode ser alcançado pela combinação de regimes externos e regimes internos.

Na China, uma pele corada e tonificada é vista como um indicador inequívoco de boa saúde, boa circulação e bom *chi*. No Ocidente, ao contrário, preocupamo-nos com aquilo que aplicamos *ao* rosto e não com aquilo que pomos *no* corpo. Como resultado disso, por mais cara que seja a loção, ela falhará, pois nada pode substituir o brilho interior que provém da saúde perfeita.

A dieta é o componente principal do Tao da beleza. O alimento que você ingere *tem tudo a ver* com a aparência que você ostenta. Alguns alimentos melhoram muito a condição de sua pele; outros podem danificá-la quando consumidos em excesso. Como você já viu no Capítulo 4, a má-digestão, a constipação, o sono irregular e as emoções descontroladas, para não falar em problemas externos como a poluição do ar, podem agredir o seu corpo e, conseqüentemente, sua beleza. Como então, diante de tantas agressões, reivindicar a aparência juvenil que você deseja? Mas será mais fácil do que pensa, se você aceitar o ditado segundo o qual o eqüilíbrio é tudo.

Os conceitos de energia quente e fria nos alimentos e o modo como suas qualidades yin ou yang (sozinhas ou em conjunto) nos afetam já foram analisados. Para ter a pele que deseja, é essencial entender o seu próprio perfil de beleza e bem-estar (Capítulo 2) e aprender a alcançar o melhor equilíbrio possível para a química variável de seu corpo. Os cosméticos e as aplicações tópicas ajudam, é claro, mas convém começar pela dieta.

UMA ABORDAGEM DIFERENTE

Quando vêm ao meu salão, as clientes estranham que eu gaste mais tempo discutindo o que elas devem comer do que ensinando-lhes cuidados de pele e uso de cosméticos. Você não aplicaria maquilagem a uma pele suja; assim também, não pode disfarçar uma vida inteira de maus hábitos alimentares. Esse é um conceito radicalmente diferente do que é ensinado no mundo ocidental — mas, acredite-me, é verdadeiro.

Sandra é o exemplo perfeito. Alta e esguia, poderia ser muito bonita se não fosse a acne teimosa que nem uma montanha de creme conseguiria disfarçar. Ela irrompeu no meu salão com ar de franco desafio. Antes mesmo que eu pudesse dizer oi, ela disparou: "Dê-me alguma coisa para a pele. Não importa o que seja, pois eu sei muito bem que não vai funcionar."

Fiz-lhe algumas perguntas e comecei a entender sua atitude cínica. Atormentada pela acne desde que era adolescente, passara de salão em salão e de dermatologista em dermatologista durante anos. Gastara muito e nada funcionara. Advogada de sucesso, achava que a pele ruim estava atrapalhando sua carreira.

Compreendi como ela se sentia e comecei a analisar imediatamente o problema, que por certo ia muito além da pele. Seu *chi*, basicamente quente, estava totalmente desequilibrado.

Em primeiro lugar, perguntei-lhe o que ela usava para lavar o rosto. Como eu suspeitava, era um produto comercial com óleo demais para seu tipo de pele. Em conseqüência, seu rosto nunca ficava completamente limpo. As células mortas bloqueavam os poros, estimulando pêlos encravados que ela precisava remover com dificuldade.

Sandra disse-me que tinha pele seca, e de fato a superfície era ressecada e manchada. Expliquei-lhe, porém, que a pele desidratada era resultado de camadas de células mortas que aderiam à superfície por causa da *oleosidade*. Ela utilizava produtos adstringentes na tentativa de combater essa oleosidade, e só o que conseguia era estimular a sua produção. Sugeri-lhe a aplicação de produtos balanceados que corrigiriam o problema — inclusive um creme de limpeza suave, à base de ginseng e hortelã, o Tônico de Camomila e Hortelã da página 93 e o Tratamento Hidratante de Mel e Limão da página 94. Recomendei também o uso da Máscara de Crisântemo e Camomila (página 94) para limpeza profunda de sua pele oleosa (e não seca, como ela pensava). Isso acabaria com as manchas, promovendo a esfoliação e a regeneração natural de sua pele.

Graças a esse novo tratamento e dieta, a pele de Sandra mostrou sinais quase imediatos de recuperação e ficou completamente limpa em poucas semanas. E continua assim; mas o mais importante é que as suas energias yin e yang recuperaram o equilíbrio. Sandra está tranqüila e feliz!

O PODER DOS ALIMENTOS NO SENTIDO DE MELHORAR A PELE

Enquanto a maioria dos livros sobre beleza se ocupam apenas da superfície da pele, O *Tao da Beleza* começa pela energia *chi* de seu corpo. A única maneira de mantê-la fluindo ininterruptamente é nutrir todos os órgãos. Neste capítulo, falarei do órgão que mais afeta a beleza: a pele. Os principais elementos para uma pele bonita são: dieta adequada, eliminação, repouso e cuidados tópicos.

Os alimentos citados abaixo nutrem os órgãos do corpo que influenciam o estado da pele, sobretudo os pulmões e o intestino grosso. Conforme expliquei no Capítulo 1, a pele é o tecido relacionado a esses órgãos. A pele é o maior órgão do corpo, fundamental para a eliminação de toxinas e resíduos por meio da transpiração, coração e sistema circulatório, bem como todo o trato digestivo. Mas cuidado: alguns alimentos podem tratar de determinada condição da pele e provocar outra. Por exemplo, o abacaxi, que devolve a umidade ao corpo e hidrata a pele seca e áspera, é ácido demais para quem tem acne. Você encontrará recomendações alimentares mais específicas na seção sobre os cuidados para cada tipo de pele.

ALIMENTOS QUE AJUDAM A DEIXAR A PELE SAUDÁVEL

Frutas e castanhas: pêra asiática, banana, amora silvestre, cereja, maçã-azeda, limão, melão, mamão, ameixa, tâmara chinesa vermelha ou preta.
Legumes: feijão-azúki, abacate, broto de feijão, brócolos e outros legumes verde-escuros, cenoura, aipo, grão-de-bico, chicória, pepino, flor de dente-de-leão, alho, gengibre, fava, alho-poró, lentilha, feijão-preto, feijão *mung*, cebola, moranga, rabanete, alga marinha (especialmente *arame*, *hijiki* e *kelp*), espinafre, batata-doce, castanha, agrião, abóbora.
Cereais e sementes: sementes pretas de gergelim, arroz integral, painço, sementes de girassol, cereais integrais.
Proteínas: frango, marisco, peixe (especialmente os de baixo teor de gordura, como bacalhau, arenque, linguado).
Miscelânea: canela em casca, hidraste, mel, madressilva, raiz de alcaçuz, hortelã, urtiga, hortelã-pimenta, trevo-dos-prados, óleo de açafroa, barbatana de tubarão, cogumelo, todos os alimentos com alto teor de colágeno.

ALIMENTOS A EVITAR

Bebidas alcoólicas e gaseificadas, cafeína, alimentos enlatados e processados (inclusive atum), queijo e outros derivados de leite, ovo, alimentos gordurosos, manteiga de amendoim, carnes vermelhas, refrigerantes e doces, farinha branca e massas brancas.

O PROGRAMA DO TAO DA BELEZA PARA OS CUIDADOS COM A PELE

O quadro seguinte sugere um regime de beleza para o seu tipo de pele ou para o estado dela. Incluí tanto receitas de tratamentos tópicos quanto alimentos e chás nutritivos que irão dar saúde e equilíbrio à sua pele. Incorpore-os ao máximo em sua dieta. Estão discriminados acima e nas seções que discutem as condições especiais da pele.

Os cremes de limpeza, tônicos, hidratantes, máscaras e banhos devem ser usados conforme o necessário, alguns diária ou semanalmente, como parte de sua rotina de cuidados ou em virtude do estado de sua pele.

SE VOCÊ TEM PELE NORMAL (EQUILIBRADA)

Um dos sinais de um excelente equilíbrio de energias é a pele normal — nem muito seca nem muito oleosa, nem muito sensível nem muito áspera.

O principal a lembrar é que, embora você esteja equilibrada hoje, amanhã sua pele pode apresentar erupções ou ficar ressecada. Você deve ter reparado que, quando está menstruada, sua pele às vezes apresenta rachaduras; e, quando está nervosa ou sob pressão no trabalho, ela se torna seca. Cabe a você evitar problemas de pele mantendo o *chi* equilibrado em todo o corpo.

Betsy, enfermeira na casa dos quarenta anos, disse-me que conserva sua cútis maravilhosamente equilibrada ingerindo uma dieta balanceada e tratando semanalmente o rosto com, por exemplo, a Máscara de Mel e Damasco da página 90. Ela não fuma e evita ao máximo os ambientes enfumaçados. Nunca toma sol, mas usa protetores solares sempre que sai, independentemente da estação do ano.

Fatores hostis do nosso ambiente — a poluição, por exemplo — e emoções intensas não são as únicas causas de problemas para a pele normal. A medicina chinesa reconhece que o sistema energético hereditário da pessoa (genética) desempenha importante papel na determinação da maneira de encarar as mazelas da vida. O estilo de vida, o tipo de trabalho, os exercícios e a dieta têm sua parte na preservação da saúde e da beleza. Desses fatores, o mais importante para os especialistas chineses é a dieta.

Embora as receitas seguintes se destinem a manter o equilíbrio da pele normal, podem ser usadas por todos, independentemente do tipo e do estado da pele.

PROGRAMA DO TAO DA BELEZA PARA OS CUIDADOS COM A PELE

	Cremes de Limpeza e Esfoliantes *Uso Diário*	Tônicos e Loções *Uso Diário*	Hidratantes *Uso Conforme o Necessário*	Máscaras Especiais *Uso Semanal*	Tratamentos *Uso Conforme o Necessário*
Pele Normal	Esfoliante de Noz e Iogurte *Página 89*	Tônico de Crisântemo e Hortelã *Página 89*	Hidratante de Ginseng e Maionese *Página 90*	Máscara de Mel e Damasco *Página 90*	Banho de Vinho Quente *Página 91*
Pele Oleosa	Esfoliante de Cevada e Iogurte de Morango *Página 93*	Tônico de Camomila e Hortelã *Página 93*	Hidratante de Mel e Limão *Página 94*	Máscara de Crisântemo e Camomila *Página 94*	
Acne	Creme de Cevada, Lima e Mel *Página 97*	Loção Cítrica *Página 97*	Hidratante de Alfazema e Aloés *Página 98*	Máscara de Hortelã e Lama *Página 98*	
Pele Seca	Esfoliante de Farinha de Aveia e Mel *Página 100*	Loção de Olmo *Página 101*	Loção Hidratante de Ginseng e Amêndoa *Página 101*	Máscara Matinal Desintoxicante *Página 102*	
Pele Mista	Esfoliante de Mel, Hortelã e Cevada *Página 103*	Tônico de Salsa *Página 104*	Hidratante de Mel Natural *Página 104*	Máscara de Lama e Folhas de Louro *Página 105*	
Pele Sensível ou Alérgica	Creme de Clara de Ovo e Mel *Página 107*	Loção de Confrei e Framboesa *Página 107*	Hidratante de Mel e Abacate para o Corpo *Página 108*	Máscara de Leite e Lama *Página 108*	Vapor de Madressilva *Página 109*
Eczema	Esfoliante de Mamão e Iogurte para o Corpo *Página 111*	Tônico de Tomilho e Alfazema *Página 112*	Hidratante de Camomila e Aloés *Página 112*	Máscara de Confrei, Mel e Ovo *Página 113*	
Manchas Escuras	Esfoliante Alvejante de Mamão *Página 114*	Tônico de Eucalipto, Hamamélis e Limão *Página 115*	Óleo de Madressilva *Página 115*	Máscara Doce Antimanchas *Página 116*	
Pele Danificada pelo Sol	Leite de Farinha de Aveia, Água e Vinagre *Página 117*	Loção de Alface e Água *Página 118*	Hidratante de Aloés e Chá Verde *Página 118*	Máscara de Mel e Aloés *Página 119*	Creme de *Dang Quai* para Controle de Pele Danificada Creme Miraculoso de Tangerina para o Corpo *Páginas 119, 120*

RECEITAS PARA PELE NORMAL

Fritada de salmão e aspargo (yin/yang)

Alimentos neutros — como o salmão e o aspargo — estrelam este prato de entrada magnificamente balanceado. O aspargo, bem como as amêndoas que guarnecem esta iguaria delicada, hidratam os tecidos dos pulmões, o que melhora a qualidade da pele e ajuda você a manter uma aparência fresca e juvenil.

Rende de 2 a 4 porções

Temperos
1/4 de xícara de molho de soja
1/2 xícara de vinho branco, vinho de arroz ou xerez
1 colher de sopa de açúcar

400g de filé de salmão, de 3cm de espessura, cortado em tirinhas (ver Nota)
4 a 6 dentes de alho, picados
6 a 8 cebolinhas, picadas
1 pedaço de 4cm de gengibre, descascado e cortado em 6 a 8 peças
1 ou 2 pimentas-malaguetas, vermelhas e secas, sem sementes e peles (opcionais)
3 a 4 colheres de sopa de óleo
1 maço (cerca de 400g) de aspargos finos, sem pontas e cortados em pedaços de 3cm
1/2 xícara de amêndoas torradas e trituradas, para guarnecer

Misture os temperos num recipiente grande. Acrescente o salmão e agite para ficar bem coberto. Tampe o recipiente com folha de alumínio e deixe marinar por 15 minutos.

Divida o alho, as cebolinhas, o gengibre e a pimenta em duas porções iguais. Escorra o peixe e reserve metade do líquido (despreze a outra metade).

Aqueça o óleo numa frigideira em fogo médio. Acrescente metade do alho, cebolinhas, gengibre e pimenta e mexa vigorosamente para extrair os sabores. Junte o peixe escorrido e frite em fogo alto por 2 ou 3 minutos. Acrescente então o restante do alho, cebolinhas, gengibre e pimenta, além do aspargo; frite por mais 3 minutos. Junte o líquido reservado; ponha em fogo baixo e cozinhe por 2 ou 3 minutos, até que o peixe e o aspargo fiquem no ponto.

Guarneça com as amêndoas trituradas. Sirva com arroz, se desejar.

Nota: Você pode usar também atum ou outro peixe magro; peito de frango desossado; ou, no caso dos vegetarianos, tofu consistente, após retirar a água.

Esfoliante de noz e iogurte (yin/yang)

As mulheres chinesas, tradicionalmente, comem arroz com nozes no café da manhã, como "alimento de beleza". As nozes são riquíssimas em óleos nutritivos, semelhantes aos óleos naturais do próprio corpo, que lubrificam sem engordurar a pele. Quando aplicadas topicamente, as nozes têm o mesmo efeito, mas sem as calorias extras. O iogurte é excelente para preservar a acidez natural do corpo, que combate os radicais livres responsáveis pelo envelhecimento da pele.

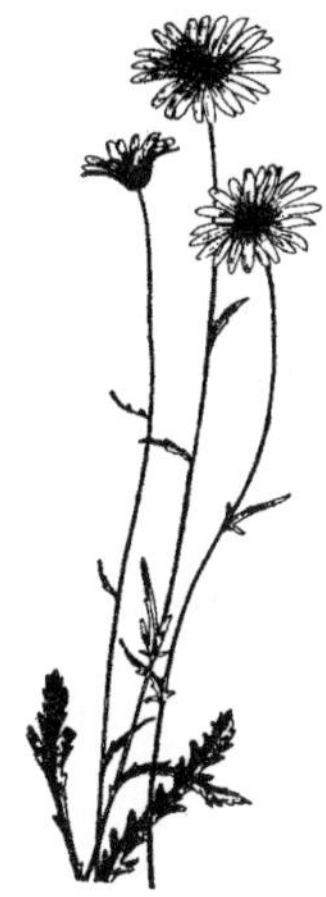

Crisântemo
(*Chrisantemum leucanthemum*)

Rende 1 tratamento

1/4 de xícara de nozes bem-picadas
1/4 de xícara de iogurte natural

Bata no liqüidificador as nozes e o iogurte. Umedeça o rosto e esfregue levemente a mistura na pele para esfoliá-la e limpá-la, mas evitando o tecido delicado ao redor dos olhos. Enxágüe com água morna e enxugue com toalha macia.

Tônico de crisântemo e hortelã (yin/yang)

A flor de crisântemo e a hortelã, quando ingeridas, ajudam a amenizar o calor do corpo. Aplicadas externamente, combatem a energia quente da pele e preservam o equilíbrio do corpo. Os demais ingredientes deste tônico especial ajudam a esfoliar as células mortas e dão vida à cútis. Você poderá até bebê-lo como chá, com um pouquinho de mel.

Rende de 7 a 10 aplicações

1 colher de sopa de pétalas secas de crisântemo (ver Nota)
1 colher de sopa de flores secas de camomila (ver Nota)
1 colher de sopa de hortelã seca
1 colher de sopa de trigo-sarraceno
1 colher de sopa de suco de limão

Ferva 2 xícaras de água num recipiente de tamanho médio. Reduza o fogo e acrescente as ervas e o trigo-sarraceno, deixando cozinhar por 30 minutos. Deixe esfriar, coe numa peneira e despreze as ervas. Acrescente o suco de limão e mexa para misturar bem.

Modo de usar: despeje 1 ou 2 colheres de sopa num pires e aplique ao rosto com bolas de algodão, uma ou duas vezes por dia (não use diretamente do frasco, para evitar contaminação). Guarde o tônico num frasco hermeticamente fechado, em refrigerador, por no máximo uma semana.

Nota: As pétalas secas de crisântemo e a camomila seca são encontradas em mercearias e casas especializadas em ervas.

Hidratante de ginseng e maionese (yin/yang)

Este hidratante representa, verdadeiramente, um encontro entre Oriente e Ocidente. O ginseng possui propriedades que mantêm a acidez natural da pele, ao passo que o óleo e os ovos da maionese atuam como umectantes que atraem a umidade para dentro das células.

Rende 1 tratamento

2 colheres de sopa de pó de ginseng (ver Nota)
4 colheres de sopa de maionese

Misture o pó de ginseng com a maionese num pires ou xícara, mexendo bem. Aplique à pele recém-esfoliada; deixe por 5 minutos e lave. Enxugue o rosto com toalha macia.

Nota: O pó de ginseng pode ser encontrado em casas de produtos asiáticos e mercearias especializadas.

Máscara de mel e damasco (yin/yang)

Para as pessoas de pele normal ou equilibrada, eis aqui uma máscara maravilhosamente neutra que hidratará e suavizará ao mesmo tempo sua cútis. Mas não é boa apenas para seu rosto! Use-a no corpo inteiro para uma pele macia e rosada.

Rende 1 tratamento para o rosto ou o corpo

1/2 xícara de mel
2 damascos, sem pele e picados

Coloque o mel numa tigela. Acrescente os damascos e mexa com uma colher de madeira. Aplique no rosto e pescoço, massageando suavemente com as pontas dos dedos. Deixe por 10 minutos. Lave com água morna. Enxugue com toalha macia.

Para o corpo: aplique em todo o corpo quando estiver na banheira e em seguida lave sob o chuveiro. Se for necessário, dobre a receita, mas ficará surpresa ao perceber que o mel se liquefaz quando misturado à fruta e aquecido em contato com o seu corpo.

Banho de vinho quente (yang)

Os médicos chineses têm usado o vinho para o corpo durante séculos. Devido às suas propriedades ácidas naturais, o vinho passou a ser utilizado também pelas companhias de cosméticos ocidentais. Foi rebatizado como ácido alfa-hidroxilo e vem com uma grande etiqueta de preço! Este banho de vinho quente não só acabará com aquela sensação de "friagem nos ossos", comum no inverno, como restaurará a acidez natural da pele. É também uma grande proteção contra os poluentes e um ótimo tratamento para as queimaduras de sol.

Rende 1 banho

1 garrafa de vinho branco
1 xícara de sal grosso

Aqueça o vinho numa panela enquanto estiver enchendo a banheira. Dissolva o sal grosso sob a torneira e, quando o vinho estiver quente, despeje-o na banheira.

Entre no banho. Você se sentirá descontraída e aquecida... sobretudo se houver tomado um pouquinho do vinho antes de acrescentá-lo à água!

SE VOCÊ TEM PELE OLEOSA

A tendência ao calor (yang) é típica das pessoas que têm pele oleosa. Quase sempre esse fenômeno é acompanhado por um nível elevado de secreção oleosa. As mulheres com esse tipo de pele, se são afortunadas por conseguirem evitar as rugas, costumam sofrer de acne (cravos e espinhas) e poros dilatados. O objetivo da medicina chinesa é refrescar os órgãos internos e regular a produção de óleo recomendando os alimentos certos e proibindo os errados — e, ainda, indicando tratamentos tópicos à base de ervas para refrescar a superfície da pele.

Eu própria recomendo as seguintes frutas às clientes com pele oleosa: maçã, banana, tâmara, pêra, ameixa e morango. O suco fresco de maçã, com uma fatia de limão se a pessoa o desejar, pode ser degustado assim como os sucos de pêra, carambola, morango ou melancia. Os seguintes legumes e verduras de energia fria também são excelentes: cenoura, pepino, rabanete *daikon*, alface, ervilha, espinafre e castanha-d'água. Algumas das ervas que restabelecem o equilíbrio da pele oleosa são: camomila, crisântemo, flor de dente-de-leão, alho, madressilva e hortelã. Não deixe de tomar boa quantidade de água para hidratar seu corpo. Chás, sucos e sopas também ajudam, mas não são a mesma coisa.

Se você tem pele oleosa, evite ou corte de vez os seguintes alimentos: frutas cítricas, alfavaca-cheirosa, cravo, salsa chinesa (coriandro), semente de cariz, manga e pimentas fortes. Evite também frituras, gorduras, doces, alimentos que contenham cogumelos ou lêvedo e alimentos processados (inclusive pães e massas).

Se sua pele é oleosa, não use produtos de limpeza de pele e maquilagem à base de álcool. Eles removerão o excesso de oleosidade, mas induzirão as glândulas sebáceas de sua pele a suspeitar de que não fizeram bem o seu trabalho, pois o álcool remove *demais* o óleo. Em conseqüência, essas glândulas secretoras de óleo irão trabalhar dobrado a fim de garantir que sua pele — sobretudo do rosto — tenha óleo suficiente para manter-se sedosa e úmida. Isso engendra um círculo vicioso que resulta em pele danificada e, até mesmo, dolorida. Para evitar que isso aconteça, utilize produtos de limpeza que amaciem e refresquem a pele.

RECEITAS PARA PELE OLEOSA

Sopa fria de pepino (yin)

Eis uma esplêndida sopa para os dias quentes, com propriedades refrescantes que todos apreciarão, independentemente do seu tipo de pele. Ela é boa sobretudo para pessoas com pele oleosa ou que sempre sofrem com erupções e irritação cutâneas. Você poderá enriquecê-la com tomates, sem pele e picados.

Rende 4 antepastos ou 2 pratos principais

2 pepinos médios
2 dentes de alho, descascados e picados
1 pimentão pequeno, sem sementes e picado
1 cebola pequena, cortada em quatro
Cubos de gelo
1 colher de sopa de suco de limão fresco, ou a gosto
Sal e pimenta a gosto

Descasque os pepinos e corte-os ao meio, no sentido do comprimento. Com a ponta de uma colher, retire as sementes e jogue-as fora. Em seguida, corte-os em cubinhos de 3cm. Coloque metade dos pepinos, o alho, o pimentão, a cebola e alguns cubos de gelo no copo do liqüidificador ou processador de alimentos (o gelo derrete e ajuda a liqüefazer a mistura). Bata até quase obter consistência de sopa. Adicione o restante dos ingredientes e bata novamente. Tempere com suco de limão, sal e pimenta. Sirva imediatamente em pratos gelados.

Esfoliante de cevada e iogurte de morango (yin)

A cevada esfolia suavemente sem deixar sua pele áspera, como acontece com muitos esfoliantes industrializados. O iogurte preserva o pH natural da pele, que corrige o excesso de produção de óleo. Os morangos são riquíssimos em vitamina C, a qual, aplicada topicamente, retarda o envelhecimento da cútis.

Rende 1 tratamento

1/4 de xícara de flocos de cevada crua
1/2 xícara de iogurte de morango

Bata a cevada crua com o iogurte de morango no liqüidificador. Esfregue o creme suavemente na pele, evitando o tecido delicado ao redor dos olhos. Deixe por 2 minutos, lave com água morna e enxugue o rosto com toalha macia.

Tônico de camomila e hortelã (yin)

Eis um tônico maravilhoso, natural e sem álcool que se pode aplicar com toda a segurança às áreas danificadas da pele várias vezes ao dia. As folhas de camomila e hortelã são suaves até para a pele mais sensível. Este líquido leve e perfumado ameniza a energia quente emanada de sua pele e controla a oleosidade excessiva do rosto.

Rende de 7 a 10 aplicações

1 colher de sopa de folhas de camomila secas (ou um saquinho de chá)
1 colher de sopa de hortelã seca ou 1/4 de xícara de hortelã verde picada
1 colher de sopa de suco fresco de limão

Ferva 2 xícaras de água num recipiente de tamanho médio e acrescente a camomila e a hortelã. Coloque em fogo médio e deixe ferver por 30 minutos ou até que o líquido se reduza a 1/2 xícara. Deixe esfriar e coe. Despreze as ervas. Acrescente o suco de limão e bata no liqüidificador. Deixe na geladeira em frasco de vidro hermeticamente fechado, por no máximo uma semana.

Modo de usar: despeje 1 ou 2 colheres de sopa do tônico num pires e aplique no rosto com bolas de algodão duas vezes ao dia (não use diretamente do frasco, para evitar contaminação).

Hidratante de mel e limão (yin)

Embora pareça estranho, o mel tem sido usado como hidratante há séculos. Umectante natural, cura escoriações, suaviza asperezas e combate manchas sem acrescentar óleos desnecessários. O limão é um adstringente natural que complementa a ação do mel e restaura a acidez natural da pele, eliminada pelo sabonete. Usado na pele úmida, esse hidratante se liqüefaz imediatamente e não é pegajoso.

Rende 1 tratamento

1 colher de sopa de mel natural
1 colher de sopa de suco fresco de limão

Misture o mel e o suco de limão numa tigela. Umedeça o rosto e aplique a mistura, massageando suavemente para penetrar. Deixe por 3 minutos. Lave com água morna e enxugue com toalha macia.

Máscara de crisântemo e camomila (yin)

Para limpeza profunda, use essa máscara levemente perfumada para tonificar e alisar a pele. Ela é excelente para pele oleosa, pois desobstrui os poros sem estimular a produção de óleo. Para melhores resultados, faça aplicações semanais.

Rende 1 tratamento

2 colheres de sopa de pétalas secas de crisântemo (ver Nota)
2 colheres de sopa de flores secas de camomila (ver Nota)
2 colheres de sopa de flores de dente-de-leão (ver Nota)
2 colheres de sopa de hortelã seca
2 colheres de sopa de trigo-sarraceno
2 colheres de sopa de caulim ou lama francesa (ver Nota)

Triture as ervas e o trigo-sarraceno no almofariz ou liqüidificador, até reduzi-los a pó. Acrescente o caulim e 4 ou 5 colheres de sopa de água quente (uma colher de cada vez) e misture até reduzir a pasta.

Aplique como máscara facial uma vez por semana, evitando a pele delicada ao redor dos olhos. Deixe secar por 30 minutos. Lave com água morna e enxugue com toalha macia.

Nota: O caulim e a lama francesa estão disponíveis nas casas de alimentos naturais, drogarias e lojas de cosméticos. As flores secas são encontradas nas lojas de ervas e mercearias.

SE VOCÊ TEM ACNE

Típica das pessoas com glândulas sebáceas superativas, a acne é resultado do excesso de secreção oleosa na superfície da pele, que bloqueia os poros e atrai os germes. Essa infeliz aliança impede a produção adequada dos óleos naturais da pele e resulta nas erupções a que chamamos acne.

Quando aparece, a acne é geralmente resultado de uma síndrome yang (energia quente) grave, sobretudo durante a adolescência. As receitas deste capítulo podem diminuir as manchas vermelhas da juventude; mas, infelizmente, a acne não ataca apenas os jovens. É o caso de Sandra, a advogada que chegou ao meu salão queixando-se ao mesmo tempo de acne *e* de pele seca (página 84). O estresse, o desequilíbrio hormonal, os poros bloqueados e as mudanças extremas de clima podem causar acne, não importa a idade da pessoa.

Por mais tentador que isso seja, não tente espremer espinhas em casa, pois a conseqüência poderá ser uma pele permanentemente marcada de cicatrizes. Nesse caso, um dermatologista ou profissional especializado em extração e esterilização vale bem o dinheiro gasto. Além dos cuidados de um profissional competente, recomendo também a ingestão de um complexo multivitamínico. Um programa de vitaminas para a acne deve conter:

- Vitamina A, que reduz a quantidade de substâncias gordurosas e sebáceas na pele, responsáveis por cravos e poros bloqueados.
- Complexo B, que acalma os nervos.
- Vitamina C, que dilata os vasos sanguíneos e melhora a circulação.

Idealmente, essas vitaminas devem provir de fontes naturais — a Vitamina A de frutas e legumes amarelos, as Vitaminas B de carnes e cereais integrais, e a Vitamina C de frutas cítricas e outras frutas e legumes.

Naturalmente, você deve consultar um profissional antes de começar qualquer programa de suplementação alimentar. As quantidades mínimas diárias dessas vitaminas, encontradas no rótulo, devem ser suficientes.

Ainda que tenham energia fria, os brotos de bambu — encontrados em lata, em fatias ou pedaços, nas lojas de produtos asiáticos — são excelentes desintoxicantes da pele. Mas podem provocar erupções, de modo que você não desejará comê-los antes de um encontro há muito esperado. Quando minhas irmãs e eu tivemos sarampo, mamãe nos deu brotos de bambu para "puxar" todas as manchas ao mesmo tempo, em vez de esperar que fossem aparecendo aos poucos. Isso apressou a nossa convalescença. Se você tiver tendência à acne, não lhe recomendo brotos de bambu; será necessário tratá-la internamente para sanar o problema.

Muitas ervas são também agentes antiacne. Incluem folhas de eucalipto, alho, flores de madressilva, flores de dente-de-leão, alsina, hidraste, calêndula, cravo-de-defunto, mirra e tomilho, para citar apenas algumas. Essas ervas podem ser consumidas como chá, normalmente.

Qualquer que seja a sua idade, se tiver erupções de acne, evite temperos fortes, frituras e ervas como cebolinhos e anis estrelado (o que é fácil na dieta comum ocidental).

RECEITAS PARA ACNE

Creme de maçã e iogurte (yin)

Despeje essa bebida deliciosa num copo alto e deguste-a uma vez por dia, principalmente quando ocorrer uma crise de acne. Ela possui uma energia calmante e refrescante, que eliminará o calor responsável pelo problema. Você poderá utilizar qualquer tipo de iogurte natural — integral ou desnatado — para suavizar a pele de dentro para fora.

Rende 1 dose

1 maçã descascada, sem miolo e picada
1 xícara de iogurte natural
1 colher de sopa de mel

Bata a maçã, o iogurte e o mel no liqüidificador, até obter consistência cremosa (acrescente água, se necessário).

Creme de cevada, lima e mel (yin)

Este creme de limpeza levemente abrasivo e ácido é ideal para quem tem acne. Ajuda a desbloquear os poros e regula a produção de óleo da pele.

Rende 1 tratamento

2 colheres de sopa de flocos de cevada crua ou farinha de aveia
2 colheres de sopa de suco fresco de lima
1 colher de sopa de mel natural

Misture a cevada crua com o suco de lima e deixe a cevada amaciar por 5 minutos; em seguida, acrescente o mel. Mexa bem. Aplique ao rosto úmido e massageie suavemente, evitando o tecido delicado ao redor dos olhos. Lave com água morna e enxugue com toalha macia.

Loção cítrica (yin)

Este tônico fácil de fazer é excelente para quem tem acne e outros problemas de pele usualmente associados à oleosidade. É adstringente, mas não resseca a pele, e contém vitamina C, que suaviza as manchas e promove a cura.

Rende de 7 a 10 tratamentos

1 tablete de Vitamina C, pulverizado
1 limão
1 lima

Ferva 1/2 xícara de água. Tire do fogo e acrescente o pó de vitamina C. Mexa até dissolver. Deixe esfriar.

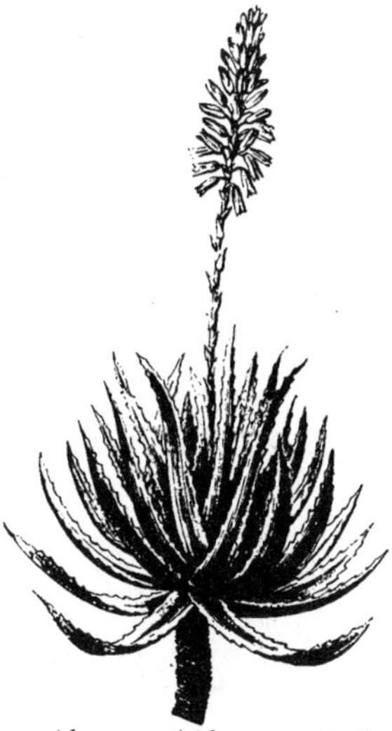

Aloe vera (Aloe socotrina)

Esprema o suco do limão e da lima e retire as sementes. Despeje o suco no líquido frio e misture bem. Coloque num frasco e guarde na geladeira até o momento de usar.

Modo de usar: despeje 1 ou 2 colheres de sopa da loção num pires e aplique à pele com bolas de algodão uma ou duas vezes por dia. Lave com água fria antes de se expor ao sol.

Hidratante de alfazema e aloés (yin)

A alfazema é um anti-séptico natural e uma erva bactericida. O suco de aloe vera *suaviza a pele e promove a cura. Juntos, ajudam a pele a conservar a umidade.*

Rende 1 tratamento

2 colheres de sopa de alfazema seca (ver Nota)
1 colher de sopa de suco de *aloe vera*

Ferva 1/4 de xícara de água. Acrescente a alfazema seca e deixe esfriar. Coe e despreze as flores. Acrescente o *aloe vera* ao líquido e mexa bem.

Aplique com bolas de algodão no rosto ou no corpo, conforme o necessário (não é preciso lavar). Funciona ainda mais quando deixado na pele durante a noite. Esse hidratante não se conserva bem, portanto, convém prepará-lo antes de cada aplicação.

Nota: A alfazema seca é encontrada nas casas de ervas e de alimentos naturais.

Máscara de hortelã e lama (yin)

Esta máscara é perfeita para recuperar a pele prejudicada pela acne, principalmente depois de uma noitada. A hortelã combate a oleosidade e estimula a pele, ao passo que a lama remove o óleo e as impurezas.

Rende 1 tratamento

1 colher de chá de hortelã seca ou 1 saquinho de chá de hortelã
4 colheres de sopa de caulim ou lama francesa (ver Nota)

Ferva 1 xícara de água e acrescente a hortelã seca ou o saquinho de chá. Deixe esfriar. Coloque a lama numa tigela e acrescente o chá aos poucos, mexendo até obter consistência de iogurte. Espalhe uniformemente pelo rosto, evitando o tecido delicado ao redor dos olhos, ou pelo corpo, conforme desejar. Deixe secar (de 10 a 15 minutos). Lave com água morna e enxugue com toalha macia.

Nota: O caulim e a lama francesa podem ser adquiridos nas casas de produtos naturais, drogarias e lojas de cosméticos.

SE VOCÊ TEM PELE SECA

A pele seca produz menos óleo que os outros tipos de pele. As mulheres que têm pele seca estão mais sujeitas ao aparecimento de rugas. Embora esse tipo seja, em geral, hereditário, você pode corrigir o problema e melhorar o aspecto de sua cútis ressecada, quase imediatamente, por meio da dieta.

Raquel é um bom exemplo desse problema. Com 35 anos de idade, 1,55m de altura e um tanto magra, estava em meu salão algum tempo antes que eu desse por sua presença. Era muito tímida e foram necessárias várias tentativas antes que conseguisse responder às minhas perguntas. Sua irmã mais nova iria casar-se naquela semana e Raquel se sentia velha, pois diariamente percebia suas rugas se acentuando. Ela sonhava com uma cura rápida, algo que, milagrosamente, restaurasse a juventude que, na sua opinião, estava se estiolando rapidamente.

A primeira coisa que fiz, é claro, foi perguntar sobre sua dieta. Raquel tinha tanto medo de ganhar peso que eliminara completamente as gorduras e óleos de sua comida.

Embora quase todos os tipos de pele sejam hereditários, Raquel podia fazer muita coisa em benefício próprio. A parte mais difícil foi convencê-la a acrescentar abacate e óleos vegetais à sua dieta. Prometeu tentar esse regime por uma semana, mas foi tudo. Dei-lhe uma lista de alimentos que deveria consumir e evitar, e sugeri-lhe alguns cremes tópicos que aliviariam o incômodo de sua pele seca. Ela tinha lá suas dúvidas quando partiu, mas, como já havia experimentado de tudo, decidiu fazer mais essa tentativa. Pelo fim da semana, telefonou-me com notícias maravilhosas. Pela primeira vez em anos, conseguia lavar o rosto sem machucar a pele — tão seca, que doía ao contato até do esfoliante mais suave e mesmo da água. Foi ao casamento, radiante e confiante. Estava tão impressionada com os resultados, que prometeu adotar definitivamente o programa sugerido por mim.

A dieta pode contrabalançar de modo acentuado a pele seca. Os melhores alimentos são: feijão-azúki, mamão, ginseng, *dang quai*, mel, sementes pretas de gergelim, sementes de girassol, soja e gengibre. Também são bons os alimentos de textura gelatinosa, que ajudam a manter a elasticidade da pele — geléia real, cartilagem, barbatana de tubarão, gelatina e tutano são excelentes promotores naturais de elasticidade.

Se você tem pele seca, consuma quantidades menores dos seguintes alimentos, que podem exacerbar o problema: maçã, toronja, morango, pêra, tomate, lúpulo (ingrediente básico da cerveja), rabanete, vinagre e bebidas destiladas.

RECEITAS PARA PELE SECA

Sopa de batata (yin)

Se sua pele é muito seca e sensível, você vai se beneficiar de uma refeição iniciada com esta sopa maravilhosa. Feita com ingredientes reconhecidamente balanceados e refrescantes, ela alivia a dor e a irritação da pele.

Rende 6 antepastos ou 4 pratos principais

4 batatas
1 cebola
3 talos de aipo
2 cenouras
3 dentes de alho, descascados e picados
Sal e pimenta a gosto

Descasque e pique os legumes em cubinhos. Coloque-os, juntamente com o alho, numa panela grande e acrescente de 6 a 8 xícaras de água. Ferva. Abaixe o fogo e cozinhe de 30 minutos a 1 hora, até o líquido se reduzir à metade. Tempere com sal e pimenta.

Esfoliante de farinha de aveia e mel (yin)

A farinha de aveia tem sido usada há séculos para amaciar e nutrir a pele, e também como esfoliante suave. Você poderá cozê-la especialmente para o esfoliante, mas eu costumo reservar um pouquinho da que consumo no café da manhã para essa finalidade! O mel amacia, cura e dá à sua pele a umidade necessária.

Rende 1 tratamento

2 colheres de sopa de mel natural
2 colheres de sopa de farinha de aveia cozida

Misture o mel com a aveia fria. Umedeça a pele e massageie suavemente, com a mistura, as faces e o pescoço; evite o tecido delicado ao redor dos olhos. Lave com água morna e enxugue com toalha macia.

Loção de olmo (yin)

O olmo proporciona um chá maravilhoso; use-o depois de ter falado muito ou quando sentir a garganta seca. Tradicionalmente, é também usado como lubrificante não-oleoso e para amenizar escoriações. Em vez de comprar cascas de olmo e perder tempo em prepará-las, eu costumo adquirir uma marca muito conhecida de chá nas casas de produtos naturais.

Rende 1 tratamento

1 saquinho de chá Throat-Coat (ver Nota)

Ferva 1 xícara de água e acrescente o saquinho. Deixe em infusão até a água esfriar. Espalhe no rosto e no corpo (não precisa lavar). A loção tem de ser preparada antes de cada aplicação.

Nota: O chá Throat-Coat é facilmente encontrado nas casas de produtos naturais e em muitas drogarias e mercearias.

Loção hidratante de ginseng e amêndoa (yin/yang)

Historicamente, o ginseng *tem sido mais valorizado que o ouro, pois segundo os antigos ele "guarda o segredo da eterna juventude". Suas propriedades fortificantes são lendárias. Acrescida das qualidades emolientes das amêndoas- doces, esta loção nutrirá e protegerá sua pele seca dos elementos.*

Rende de 8 a 10 aplicações

1 pedaço de raiz de ginseng de aproximadamente 5 a 7cm de comprimento
1/2 xícara de óleo de amêndoa
1 colher de sopa de mel
1/8 de colher de sopa de bicarbonato de sódio
3 tabletes de cera de abelha ralados

1 colher de sopa de lanolina líquida (ver Nota)
1/2 colher de sopa de extrato de amêndoa

Coloque 3 xícaras de água numa panela e acrescente a raiz de ginseng inteira. Ferva, tampe, reduza o fogo e deixe cozinhar em fogo brando por 2 horas ou até que a raiz fique macia e o líquido se reduza a 1 xícara.

Retire a raiz e reserve o líquido. Corte o ginseng cozido em pedacinhos. Recoloque o ginseng picado e 1 xícara de líquido na panela, acrescentando o óleo de amêndoa. Cozinhe em fogo brando por cerca de 1 hora ou até que o líquido se reduza a 1/2 xícara. Deixe esfriar.

Despeje o líquido numa tigela, desprezando o ginseng. Acrescente o mel, o bicarbonato de sódio, a cera ralada e a lanolina líquida. Volte à panela e aqueça em fogo brando até a cera derreter. Misture bem. Quando a cera estiver totalmente derretida, junte o extrato de amêndoa e misture novamente.

Coloque a mistura num recipiente limpo e seco. Deixe esfriar completamente. Agite o frasco e tampe-o. Guarde no refrigerador por um prazo máximo de 10 dias a 2 semanas.

Modo de usar: aplique à pele, massageando suavemente, para restaurar-lhe a umidade. Remova os excessos com bolas de algodão. Use de manhã e à noite.

Nota: A lanolina líquida é encontrada nas casas de produtos naturais e nas grandes drogarias.

Máscara matinal desintoxicante (yin)

Comece o seu dia com esta refrescante máscara matinal. Eu costumava usá-la quando tinha de enfrentar longas horas diante das câmeras. O ressecamento é completamente eliminado e a pele dá a sensação e a aparência de suavidade e brilho... e de estar livre das toxinas que envelhecem. Se sua pele for muito seca, você achará esta máscara tonificante e sem álcool especialmente útil para eliminar as rugas e o ressecamento.

Rende 1 tratamento

1 carambola, em pedacinhos
1 colher de sopa de suco fresco de limão
3 ou 4 colheres de sopa de farinha de arroz
3 colheres de sopa de óleo de amêndoa-doce

Coloque a carambola numa tigela. Acrescente o suco de limão e mexa. Junte a farinha de arroz aos poucos e misture bem. Despeje o óleo de amêndoa-doce para formar uma pasta.

Com as pontas dos dedos, aplique a mistura ao rosto, evitando o tecido delicado ao redor dos olhos. Deixe por 10 minutos. Lave com água morna, esfregando suavemente com um pano macio. Enxugue com toalha macia.

SE VOCÊ TEM PELE MISTA

Segundo o pensamento chinês, a pele mista — quando a área em forma de T na fronte e os lados do nariz são oleosos, mas o restante do rosto é seco ou normal — pode ser indício de que o seu corpo está em desequilíbrio. Muitos produtos de tratamento usados para controlar a oleosidade são agressivos demais para o restante de seu rosto; já os produtos desenvolvidos para pele normal ou seca não são eficazes no combate à oleosidade.

A boa notícia é que, estando o corpo livre de toxinas e começando a recuperar o equilíbrio graças à nutrição, esse problema desaparece por si mesmo. Alimentos integrais e ervas possuem surpreendentes propriedades que beneficiam a pele por dentro e por fora.

Prefira alimentos que agem sobre os pulmões e intestino grosso (os órgãos yin e yang relacionados com a pele), e sobre o estômago e o baço, devido ao papel destes na digestão e purificação do corpo. Os alimentos com mais concentração de energia yin ou neutra incluem o milho, o espinafre, a alface, o mel, a carne de vaca e o aipo.

RECEITAS PARA PELE MISTA

Esfoliante de mel, hortelã e cevada (yin)

Este é um esfoliante perfeitamente equilibrado que umedece, hidrata e amacia sua pele. O mel proporciona a umidade necessária sem acrescentar óleo; a hortelã é levemente adstringente e estica a pele; e a cevada remove sem danos as células mortas da pele.

Rende 1 tratamento

1 colher de sopa de hortelã seca ou 1 saquinho de chá
3 colheres de sopa de mel
1 colher de sopa de cevada

Ferva 1 xícara de água e acrescente a hortelã seca ou o saquinho de chá. Deixe esfriar. Coe e despreze as folhas ou o saquinho. Misture o mel e a cevada num recipiente separado. Acrescente o chá de hortelã aos poucos até formar uma pasta rala. Despreze o restante do chá.

Aplique o esfoliante à pele limpa e massageie-a suavemente com as pontas dos dedos, evitando o tecido sensível ao redor dos olhos. Lave com água morna e enxugue com toalha macia.

Tônico de salsa (yin)

A salsa é fonte rica de vitamina C, que possui leves propriedades adstringentes e ajuda a equilibrar o pH da pele. Esse tônico suave é ideal para pele mista, sobretudo quando usado à noite.

Rende 2 tratamentos

1 maço grande de salsa, picada

Ferva 1/2 xícara de água. Coloque a salsa numa panela e despeje por cima a água fervente; deixe esfriar. Coe o líquido e guarde-o no refrigerador, em frasco hermeticamente fechado.

Aplique o tônico frio no rosto com bolas de algodão (não é necessário lavar). Conserva-se por apenas 2 dias.

Hidratante de mel natural (yin/yang)

O ingrediente mais importante que você deve ter em seu armário de "alimentos para a pele" é o mel natural. A própole contida no mel é um neutralizador de radicais livres e contém grandes quantidades de vitaminas C, B e E. É essencial utilizar apenas o mel natural, encontrado nas boas casas de produtos naturais, pois os nutrientes mencionados não estão presentes no mel pasteurizado das prateleiras dos supermercados. Se só encontrar mel pasteurizado, experimente-o — mas o natural é bem mais eficaz. O mel não acrescenta oleosidade à pele, ao contrário, reduz a sua produção. Ele amacia e lubrifica tanto as áreas oleosas quanto secas de sua pele mista.

Rende 1 tratamento

2 colheres de sopa de mel natural

Despeje 2 colheres de sopa de mel numa xícara e dilua-as com 1 ou 2 colheres de água. Aplique à pele úmida, massageando levemente o rosto e o pescoço com as pontas dos dedos. Deixe por 3 minutos. Lave com água morna e enxugue com toalha macia.

Máscara de lama e folhas de louro (yin/yang)

As folhas de louro têm sido usadas há séculos para normalizar a pele. Possuem óleos ao mesmo tempo estimulantes e suavizantes e são um bactericida natural. A lama retira todas as impurezas da pele, deixando-a limpa, fresca e macia.

Rende 1 tratamento

3 ou 4 folhas de louro secas
3 ou 4 colheres de sopa de caulim ou lama francesa (ver Nota)

Ferva 1 xícara de água. Coloque as folhas de louro numa tigela e despeje por cima a água fervente. Deixe esfriar. Ponha a lama num pires e acrescente a água do louro aos poucos, até obter consistência cremosa. Espalhe uniformemente pela face ou pelo corpo com as pontas dos dedos. Deixe secar por 20 minutos. Lave com água morna e enxugue com toalha macia.

Nota: O caulim e a lama francesa podem ser adquiridos nas casas de produtos naturais ou nas grandes drogarias e lojas de cosméticos.

PELE SENSÍVEL OU ALÉRGICA

Pele sensível ou alérgica indica um desequilíbrio do intestino grosso, que desempenha importante papel no equilíbrio aquoso do corpo e na pureza dos fluidos orgânicos. O intestino grosso — o órgão yang que se opõe aos órgãos yin dos pulmões — tem influência especial sobre a garganta, faces e cabeça. Ele ajuda o corpo a livrar-se das toxinas que provocam sensibilidade e reações alérgicas na pele.

O modo mais simples e direto de eliminar as toxinas é transpirar; você pode, portanto, expelir toxinas pela pele — veja receita do Vapor de Madressilva na página 109 — ou ingerir alimentos que estimulam a transpiração, como os preparados com gengibre ou pimenta. Talvez os melhores ingredientes sejam, em qualquer tratamento para pele sensível, o mel, a madressilva e as flores de crisântemo.

Louisa, uma loira muito pálida, era freqüentemente atacada de "bolhinhas pruriginosas" nos braços, peito e faces. Perguntou-me o que deveria fazer para acabar com aquela afecção irritante e curar as bolhas que se haviam rompido enquanto ela dormia. Estávamos no verão, com calor demais para usar mangas compridas, mas as marcas em seus braços eram ao mesmo tempo dolorosas e feias de se ver. A exposição ao sol e à poluição do ar exacerbava o problema. Aconselhei-a a esfregar mel natural nas áreas irritadas, explicando que o mel suaviza e cura. Hidratante que lubrifica e umidifica a pele, o mel também tem propriedades bactericidas e antibióticas.

RECEITAS PARA PELE SENSÍVEL OU ALÉRGICA

Chá de vinagre (yang)

Esta bebida gostosa pode parecer um pouco estranha aos ocidentais, mas garanto que você apreciará o modo como acalma e refresca a pele abrasada de dentro para fora, abrindo os poros e estimulando a transpiração. O chá é indicado principalmente para quem se sente mal depois de comer frutos do mar.

Rende 1 porção

1 pedaço de gengibre de 2,5cm, descascado e cortado ao meio
1/4 de xícara de vinagre de vinho tinto
1 colher de sopa de açúcar mascavo

Misture 1/4 de xícara de água com os outros ingredientes numa panela pequena. Ferva, abaixe o fogo e cozinhe por 10 minutos. Coe e beba o chá ainda quente.

Sopa de alga marinha e feijão mung verde (yin)

O feijão mung *verde tem energia exatamente oposta à do feijão vermelho. Esta maravilhosa sopa elimina o excesso de energia quente que provoca o desequilíbrio. Também funciona como diurético e, pelo que se sabe, baixa a pressão sanguínea. É muito indicado para combater problemas relacionados a peles sensíveis.*

Rende 6 antepastos ou 4 pratos principais

1 tira de alga marinha seca — *kombu*, *arame* ou *kelp* (ver Nota)

200g de feijão *mung* verde, seco, lavado e sem as extremidades duras
1 colher de sopa de açúcar

Mergulhe a tira de alga marinha em água quente por 5 minutos; escorra e pique em fatias finas.

Ferva 4 xícaras de água numa panela média. Acrescente o feijão e a alga, abaixe o fogo e deixe cozinhar por meia hora ou até que o feijão fique tenro. Acrescente o açúcar.

Nota: A alga marinha seca e o feijão *mung* verde podem ser encontrados nas mercearias asiáticas e nas casas de produtos naturais.

Creme de clara de ovo e mel (yin/yang)

O mel é especialmente indicado para pele sensível, pois ele amacia, hidrata e limpa sem causar irritação. A adição de um antigo ingrediente de beleza — a clara de ovo — ajuda a suavizar sua cútis sensível.

Rende 1 tratamento

2 colheres de sopa de mel natural
1 colher de sopa de clara de ovo

Misture o mel e a clara de ovo numa tigela. Aplique o creme ao rosto, massageando suavemente com as pontas dos dedos para não esticar a pele. Deixe por 3 minutos, para que o mel retire as impurezas. Lave com água morna e enxugue com toalha macia.

Loção de confrei e framboesa (yin)

O nome antigo para o confrei é "solda de osso", em alusão a seu papel na regeneração celular. A framboesa é um adstringente suave, rico em vitamina C, que é bastante eficaz no tratamento da pele sensível ou alérgica.

Rende 2 aplicações

1 colher de sopa de confrei seco ou 1 saquinho de chá (ver Nota)
1 colher de sopa de chá de framboesa seca ou 1 saquinho de chá (ver Nota)

Ferva 1 xícara de água e despeje sobre o confrei seco e o chá de framboesa numa tigela. Deixe em infusão até esfriar. Retire as folhas ou o saquinho.

Guarde em recipiente hermeticamente fechado e deixe na geladeira até o momento de usar. Verta metade do líquido num pires. Com bolas de algodão, aplique levemente o líquido à pele; não é necessário lavar.

Nota: As folhas secas de confrei e framboesa estão disponíveis nas casas de produtos naturais.

Hidratante de mel e abacate para o corpo (yin/yang)

O abacate fornece um óleo facilmente assimilável que lembra os óleos naturais da pele, mas não obstrui os poros. A pele é o maior órgão do corpo e vale lembrar que qualquer pesticida borrifado sobre o abacate será prontamente absorvido pela nossa epiderme. Assim, é muito importante utilizar abacate orgânico e mel natural. Este tratamento hidratante suaviza tanto a pele sensível, que você se sentirá como se tivesse saído de um spa!

Rende 1 tratamento para o corpo todo

1 abacate maduro, descascado e picado
1/2 xícara de mel natural

Bata o abacate e o mel no liqüidificador até obter consistência pastosa. Despeje num recipiente de plástico (não de vidro, para não deixá-lo cair na banheira ou no chuveiro). Tome um banho quente; lave-se bem para retirar todos os poluentes e todo o sabão da pele. Passe um pouco da pasta no corpo e relaxe por 5 minutos. Lave com água morna. Enxugue com toalha macia.

Máscara de leite e lama (yin/yang)

Como perfeito tratamento semanal para pele sensível e alérgica, esta máscara é uma dádiva. A lama extrai as impurezas e o leite amacia a pele. É tão suave, que você poderá usá-la mais vezes, especialmente se sua pele estiver irritada.

Rende 1 tratamento

3 colheres de sopa de caulim ou lama francesa (ver Nota)
2 ou 3 colheres de leite ou creme

Coloque a lama numa tigela. Despeje por cima o leite ou creme até obter consistência pastosa e homogênea. Aplique à pele limpa, evitando o tecido delicado ao redor dos olhos. Deixe secar (de 15 a 20 minutos). Lave o rosto com água fresca (não fria) e enxugue com toalha macia.

Nota: O caulim ou lama francesa está disponível em casas de produtos naturais, drogarias e lojas de cosméticos.

Vapor de madressilva (yin)

As flores de madressilva são utilizadas em diversos cremes faciais chineses por sua grande capacidade de eliminar a acne e outras irritações epidérmicas. Independentemente de seu tipo de pele — oleosa, seca, normal ou sujeita à acne —, o vapor perfumado dessas delicadas flores secas deixará sua pele macia e apta a recuperar um equilíbrio saudável.

Rende 1 aplicação de vapor facial

1/4 de xícara de flores de madressilva secas ou 4 saquinhos de chá de madressilva (ver Nota)

Ferva 2 xícaras de água. Coloque as flores de madressilva ou os saquinhos de chá numa tigela e, aos poucos, despeje por cima a água fervente. Cubra a tigela com toalha e deixe em infusão por 2 minutos.

Vaporização do rosto: ponha a tigela numa superfície sólida. Erga a toalha e cubra com ela a cabeça. Debruce-se sobre a tigela e deixe que os vapores quentes hidratem sua pele por 10 minutos ou até que o líquido esfrie. Jogue fora o líquido.

Enxugue o rosto com toalha macia. Aplique em seguida um bom hidratante, se sua pele for normal ou seca. Use um tônico ou loção se ela for oleosa ou com tendência à acne.

Nota: Flores secas de madressilva podem ser encontradas em casas de ervas e de produtos naturais.

SE VOCÊ TEM ECZEMA

Embora o eczema constitua um problema comum de pele, suas causas exatas e um tratamento universalmente eficaz continuam a desafiar os médicos ocidentais. Os herbanários chineses acreditam que o eczema resulta da natureza dos ventos ou da exposição a temperaturas extremas e tratam-no nesses termos.

O eczema pode aparecer no rosto, nos braços, atrás das orelhas e em outras partes do corpo. Onde quer que ocorra, surgem ulcerações avermelhadas, de aparência desagradável, que podem ser dolorosas, pruriginosas ou muito sensíveis. Essas manchas às vezes desaparecem misteriosamente para reaparecer em poucos dias. Quando não tratado, o eczema pode resultar em áreas endurecidas e ásperas, tão incômodas quanto desagradáveis.

Marlene veio ao meu spa em busca de alguma coisa para tratar as feias manchas que haviam surgido por trás de suas orelhas e no dorso de suas mãos. Os focos, que começavam a espalhar-se, eram dolorosos e coçavam. Ela relutava em tentar a cortisona e o tratamento à base de esteróides recomendados pelo dermatologista. "São drogas fortes demais", disse ela, "que acabam com a gente."

Enquanto conversávamos, Marlene esclareceu que montara há pouco tempo o seu próprio negócio e estava trabalhando muito para levá-lo adiante. Concentrando-me nisso, perguntei-lhe quando, exatamente, montara a firma e quando o eczema aparecera. Marlene arregalou os olhos e confessou: "Nunca pensei nisso, mas tudo começou logo que deixei meu último emprego."

Expliquei a Marlene que o eczema é um indicador de que o corpo está com excesso de *chi* yang, freqüentemente intensificado pelo estresse e a ansiedade. Discutimos técnicas de relaxamento que ela poderia experimentar e maneiras de modificar a dieta para restaurar o equilíbrio de seu corpo. Sugeri também alguns remédios naturais para aliviar o prurido e amenizar a energia quente de seu organismo.

Os seguintes alimentos e ervas combatem os efeitos do vento associados ao eczema: ervilha, hamamélis, mel, gengibre, camomila e tomilho. Incorpore-os à sua dieta e rotina de cuidados da pele. Por exemplo, frite ervilhas com tofu e gengibre, ponha ervilhas verdes em sopas ou saladas e beba chá de camomila ou use-o como loção tópica. Faça isso e logo verá os resultados. Não se esqueça de beber bastante água.

Ao contrário, os seguintes alimentos devem ser sistematicamente evitados por quem sofre de eczema: leite e derivados, lêvedo, açúcar, manga, abacaxi, morango, folhas de mostarda e mariscos. A carne de frango só deve ser consumida com moderação.

RECEITAS PARA O ECZEMA

Estimulante de pólen e mel (yin/yang)

A sinergia entre o pólen e o mel faz deste um poderoso tônico matinal para quem sofre de eczema ou qualquer outro problema crônico de pele. O mel é um hidratante que lubrifica o trato digestivo e acelera o fluxo de chi *pelo corpo. Tome-o todos os dias, durante as crises de eczema.*

Rende 1 dose

2 colheres de sopa de mel
2 colheres de sopa de pólen (ver Nota)
1 colher de sopa de extrato de ginseng (ver Nota)

Aqueça 1 xícara de água e, antes de ferver, despeje-a numa caneca grande. Acrescente o mel, o pólen e o extrato de ginseng. Mexa bem e beba.

Nota: O pólen e o extrato de ginseng são encontrados nas casas de produtos naturais.

Sopa de mamão e amendoim (yin/yang)

Esta gostosa sopa não só é boa para a pele seca como combate manchas, eczema e outras irritações da pele. É ideal também para fortalecer o estômago e o baço, amenizando, assim, o calor e estimulando o processo de eliminação. Tome-a com freqüência para uma pele bonita, macia, e uma melhor digestão.

Rende 2 pratos principais

200g de carne de porco magra, cortada em cubinhos
1 mamão maduro, descascado, sem sementes e cortado em pedaços.
150g de amendoins crus, sem sal, sem pele e lavados
Sal a gosto

Tempere a carne de porco com uma pitada de sal. Coloque todos os ingredientes numa panela, ferva e deixe em fogo médio por cerca de 20 minutos. Acrescente sal a gosto.

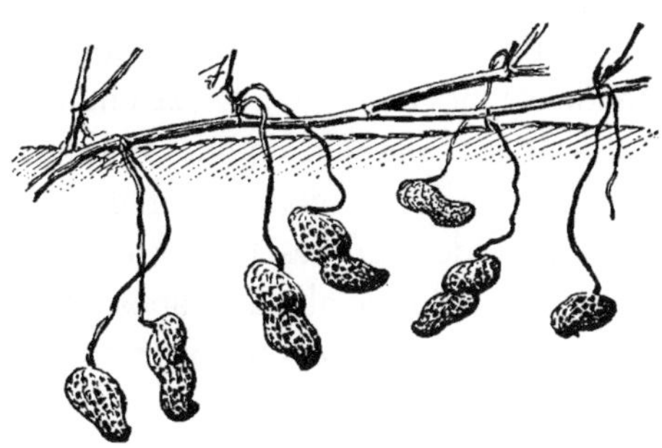

Amendoim (*Arachis hypogaea*)

Esfoliante de mamão e iogurte para o corpo (yin)

Você não deve ingerir mamão e iogurte se tiver eczema, mas isso não a impedirá de usar este esfoliante perfumado e refrescante para o corpo a fim de devolver o equilíbrio à sua pele. O mamão não é apenas a melhor fruta refrescante de verão, por ser bastante yin, como opera milagres na pele opaca e escamosa, ajudando ainda a combater o eczema. As enzimas do mamão revigoram a epiderme, e os ácidos naturais do iogurte removem suavemente as células mortas para dar lugar a outras novas e saudáveis.

Rende 1 tratamento para o rosto ou para o corpo

1/2 xícara de mamão picado
1/2 xícara de iogurte natural

Misture bem o mamão e o iogurte num recipiente de vidro. Massageie nas faces, cotovelos, joelhos, pés — onde quer que sua pele necessite ficar mais macia ou nas áreas atingidas pelo eczema. Deixe por 10 minutos. Lave com água morna e enxugue com toalha macia.

Tônico de tomilho e alfazema (yin/yang)

O tomilho é um ótimo emoliente e, ao mesmo tempo, ajuda a remover as células mortas, canalizando energia de cura para as manchas de eczema. A alfazema é especialmente notável por sua ação suavizante e antibiótica.

Rende 4 tratamentos

1 colher de sopa de tomilho seco
1 colher de sopa de alfazema seca (ver Nota)

Ferva 1 xícara de água. Coloque o tomilho e a alfazema numa caneca grande e cubra com água. Deixe em infusão até esfriar. Coe o líquido e despreze as folhas. Guarde o líquido num frasco de vidro hermeticamente fechado. Conserve na geladeira por no máximo uma semana.

Modo de usar: despeje 1/4 do líquido num pires. Aplique no rosto e no corpo com bolas de algodão, após o banho. Não é necessário lavar, pois é ótimo como base tonificante para a maquilagem.

Nota: A alfazema seca pode ser encontrada nas lojas de ervas e produtos naturais.

Hidratante de camomila e aloés (yin)

O aloe vera *é uma das ervas de cura mais antigas que se conhecem e a camomila possui acentuadas propriedades suavizantes, o que faz deste um ótimo hidratante para a pele devastada pelo eczema. Pode ser deixado no rosto durante a noite ou sob a maquilagem, para proteção o dia todo.*

Rende 1 tratamento

1 colher de sopa de camomila seca ou 1 saquinho de chá de camomila
3 colheres de sopa de gel de *aloe vera*

Ferva 1/2 xícara de água. Despeje a água sobre a camomila seca ou o saquinho de chá, num copo. Deixe em infusão até esfriar, coe e despreze a camomila.

Num copo separado, junte o *aloe vera* a 3 colheres de sopa do chá. Misture bem. Despreze o restante do chá. Aplique no rosto ou no corpo com bolas de algodão.

Máscara de ovo, mel e confrei (yin/yang)

Esta máscara é excelente para as exigências especiais dos portadores de eczema. O confrei contribui para a regeneração das células, o mel tem propriedades antibióticas e umectantes, e o ovo estica suavemente a pele. Use nas faces ou nas áreas comprometidas pelo eczema.

Rende 1 tratamento

1 colher de sopa de confrei seco ou 1 saquinho de chá (ver Nota)
2 colheres de sopa de mel natural
1 ovo inteiro

Ferva 1 xícara de água. Despeje a água fervente sobre o confrei seco ou o saquinho de chá, numa tigela. Deixe em infusão até esfriar; coe e despreze o confrei.

Numa tigela separada, misture o mel, o ovo e 1/4 de xícara do chá de confrei frio. Despreze o restante do chá. Aplique a mistura no rosto limpo, deixando-a por 5 minutos ou até sentir a pele esticada. Lave com água morna e enxugue com toalha macia.

Nota: O confrei seco pode ser encontrado nas casas de ervas e de produtos naturais.

SE VOCÊ TEM MANCHAS ESCURAS

Em geral a partir da meia-idade, as manchas escuras podem aparecer no rosto e nas mãos. Tipicamente mais escuras que o tom da pele, vão do castanho-claro ao castanho-escuro e do cinza-claro ao cinza-escuro. Os herbanários chineses acham que as manchas escuras são resultado de desequilíbrios do fígado.

Minha mãe voltou para Hong Kong depois de passar cerca de vinte anos nos Estados Unidos. Sempre que a visito, gosto de acompanhá-la em seus passeios matinais. Uma de suas vizinhas, a sra. Stone, é esposa de um empresário americano que trabalha em Hong Kong. Durante anos, ela e mamãe se encontraram para suas caminhadas ao raiar do sol, nas trilhas das colinas onde moram. Embora mamãe seja dez anos mais velha que a sra. Stone, é mais resistente — e suas mãos, mais macias e bonitas que as da amiga.

Certa manhã, durante minha última visita, a sra. Stone contou-me que reparara na beleza das mãos de mamãe e lhe perguntara como conseguia aquilo. Essa amiga tinha, de fato, algumas manchas de um tom castanho-escuro no dorso das mãos e estava cônscia do problema. A pele era seca como pergaminho, com veias saltadas.

Sempre disposta a partilhar seu conhecimento sobre medicina chinesa tradicional e tratamentos de beleza à base de ervas, mamãe deu-lhe algumas dicas. Mostrou-lhe como cuidar das mãos e unhas, aconselhando-a a mudar um pouco a dieta para nutrir e limpar o fígado e os rins, o que seria muito eficaz na remoção daquelas manchas desagradáveis. Mamãe também lhe pediu para seguir suas instruções e usar luvas finas de algodão durante as caminhadas matinais. Agora, as duas recorrem aos hidratantes e põem suas luvas de algodão antes de sair.

Quando a vi pela última vez, a sra. Stone mostrou-me, toda orgulhosa, o resultado de seus esforços. As mãos pareciam dez anos mais jovens e mal se podiam adivinhar as manchas. Tendo eu comentado que aquelas eram realmente mãos bonitas, ela, muito feliz, não hesitou em reconhecer a sabedoria dos conselhos de mamãe.

RECEITAS QUE CLAREIAM AS MANCHAS ESCURAS

Esfoliante alvejante de mamão (yin/yang)

As enzimas naturais do mamão amaciam a pele ao mesmo tempo que a esfoliam e clareiam. O limão é uma rica fonte da tão necessária vitamina C e também contribui para clarear a pele. O mel hidrata e revitaliza.

Rende 1 tratamento

1 mamão maduro
Suco de 1 limão
1 colher de sopa de mel natural

Descasque o mamão e coloque-o numa travessa. Amasse-o bem e em seguida acrescente o suco de limão e o mel. Misture. Aplique o creme à pele e deixe por 5 minutos. Lave e enxugue com toalha macia.

Tônico de eucalipto, hamamélis e limão (yin)

O eucalipto dá a este tônico maravilhosas propriedades anti-sépticas. A hamamélis e o limão agem como alvejantes. Usado regularmente, o tônico ajudará a clarear as manchas escuras.

Rende 4 tratamentos

5 gotas de óleo de eucalipto
Suco de 1 limão
1 frasco de 250g de hamamélis

Despeje o óleo de eucalipto e o suco de limão no frasco de hamamélis. Agite bem.

Coloque 1/4 de xícara da solução num pires. Aplique às áreas afetadas com bolas de algodão. Guarde o tônico no refrigerador por no máximo 7 dias.

Óleo de madressilva (yin)

Excelente para amaciar a pele áspera e envelhecida que freqüentemente acompanha as manchas escuras. A madressilva não só tem um cheiro agradável, como possui propriedades hidratantes que mantêm a pele umedecida. Esfregue um pouco deste óleo nas pernas antes de depilar-se! Verá como a pele ficará macia.

Rende 120g

3 colheres de sopa de flores secas de madressilva (ver Nota)
2 colheres de sopa de lecitina líquida (ver Nota)
1/4 de xícara de azeite de oliva
1 colher de sopa de óleo de germe de trigo (ver Nota)
1 colher de chá de óleo de madressilva (ver Nota)

Ferva 1/4 de xícara de água e coloque numa tigela. Acrescente as flores de madressilva e deixe em infusão até esfriar. Reserve.

Bata a lecitina e os óleos no liqüidificador, em velocidade média, por 1 minuto. Coe a infusão e despreze as flores de madressilva; acrescente o líquido à mistura de óleos no liqüidificador. Bata por 1 minuto em velocidade baixa.

Coloque num recipiente de vidro limpo e seco. Guarde, bem fechado, em local fresco e escuro. Agite antes de usar, pois os componentes podem separar-se. Esfregue o óleo na pele sempre que necessário.

Nota: Todos os ingredientes citados estão à venda nas casas de produtos naturais.

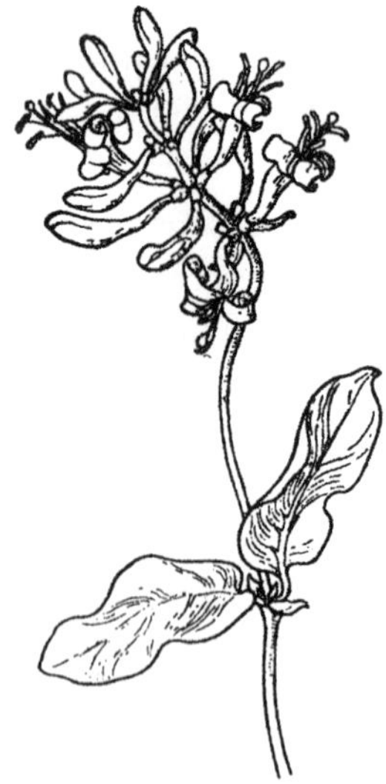

Madressilva *(Lonicera hispidula)*

Máscara doce antimanchas (yin/yang)

Esse delicado líquido emoliente é ótimo para as manchas escuras. O açúcar remove suavemente as células mortas da pele; o suco de limão clareia as manchas e o mel é um reidratante natural para todos os tipos de cútis. Use semanalmente para amenizar o tom das manchas.

Rende 1 tratamento

1 colher de sopa de mel natural
3 colheres de sopa de açúcar mascavo
1 colher de sopa de suco fresco de limão

Misture o mel, o açúcar mascavo e o suco de limão numa xícara pequena. Umedeça a área a ser tratada e em seguida aplique a mistura. Deixe sobre a pele por alguns minutos, para permitir a ação alvejante e hidratante. Lave com água morna e enxugue com toalha macia.

PROTEJA A SUA PELE DO SOL

A única maneira de proteger realmente a sua pele do sol é permanecer dentro de casa.

Isso, obviamente, é impossível. Na antiga China, as mulheres invariavelmente empunhavam sombrinhas para proteger a pele dos "elementos viciosos", já que um rosto bonito era muito valorizado. Hoje, mesmo ante as evidências cada vez maiores dos danos que o sol pode causar, o bronzeado ainda é visto como um toque de beleza.

Por que as pessoas, conscientemente, colocam a si mesmas e à sua pele em perigo é um enigma para mim. Ainda que as mulheres estejam cientes dos perigos da exposição desprotegida ao sol, os casos de câncer de pele estão aumentando; e nunca se viram tantos adultos jovens consultando cirurgiões plásticos em busca de tratamentos químicos ou cirúrgicos para remover rugas e restaurar o viço do rosto.

Já que não existe, para a maioria de nós, nenhum meio absolutamente seguro de levar uma vida rica e plena sem a exposição ao sol, dou as seguintes sugestões:

- Use sempre um protetor com FPS (fator de proteção solar) de numeração não inferior a 15. Se você transpira muito ou vai nadar, reaplique o creme várias vezes ao dia, logo ao sair da água.
- Use sempre chapéu com abas para proteger melhor o cabelo, o couro cabeludo e o rosto do sol.
- Use produtos de tratamento de beleza que contenham protetor solar. O FPS vem impresso no rótulo.
- Para obter uma cor dourada, use produtos autobronzeadores. Há várias marcas no mercado que, se usadas corretamente, dão resultados bastante naturais. Você também poderá tentar usar um pó bronzeador.

Se sofrer queimaduras ou já estiver bronzeada, com alguns sinais de envelhecimento precoce, convém parar por aí... e começar a cuidar melhor da parte mais visível de seu corpo. As receitas que se seguem são um bom ponto de partida.

RECEITAS PARA PELE DANIFICADA PELO SOL

Leite de farinha de aveia, água e vinagre (yin)

A farinha de aveia é ótima para amaciar e suavizar a pele danificada pelo sol. Você poderá reservar, para essa finalidade, um pouco da farinha que consome no café da manhã ou utilizar farinha instantânea para fabricar este delicado produto de limpeza de pele. O vinagre restaura a acidez da pele e torna-a delicada ao tato.

Rende 1 tratamento

1 colher de sopa de farinha de aveia cozida
1 colher de chá de vinagre de maçã

Ferva 1 xícara de água. Acrescente a farinha de aveia cozida e misture. A farinha descerá para o fundo da xícara, mas, se você continuar agitando a mistura por cerca de 3 minutos, obterá uma consistência levemente pastosa. A essência da aveia será liberada na água. Deixe esfriar, coe e despreze toda a farinha. Junte o vinagre. Aplique à pele lesada pelo sol com bolas de algodão; não lave.

Loção de alface e água (yin)

A água de alface é uma velha receita para queimaduras de sol. Além de suavizar, a alface cozida possui substâncias químicas que ajudam a aliviar a dor das queimaduras.

Rende 1 tratamento

1/2 pé de alface orgânica, de qualquer espécie

Pique a alface e coloque-a numa panela. Cubra com 1 xícara de água. Deixe ferver e apague o fogo. Depois de esfriar, coe. Aplique às áreas lesadas com bolas de algodão e não lave. Já que esta loção não se conserva, faça-a toda vez que precisar cuidar da sua pele.

Hidratante de aloés e chá verde (yin)

Um dos melhores métodos para prevenir queimaduras solares — com exceção do protetor solar — é restaurar a umidade das células ressecadas da pele. O ácido tânico contido no chá e as propriedades de cura do aloe vera *tornam essa infusão simples um instrumento importante em seu estojo de produtos de combate aos danos ocasionados pelo sol.*

Rende 1 tratamento:

1 colher de sopa de folhas de chá verde ou 1 saquinho de chá
2 colheres de sopa de gel de *aloe vera*

Ferva 1 xícara de água e despeje sobre o chá verde, num recipiente de vidro ou louça. Deixe em infusão até esfriar. Coe e despreze as folhas. Acrescente o gel de *aloe vera* e misture bem. Aplique às áreas afetadas com bolas de algodão. Já que esta mistura não se conserva, faça-a sempre que for usar.

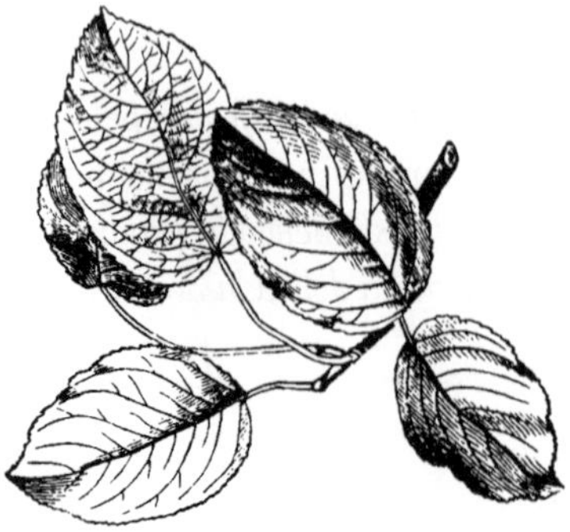

Folhas de chá (*Pyrus communis*)

Máscara de mel e aloés (yin)

Se a sua pele estiver lesada pelo sol, você de modo algum quererá usar uma máscara fortemente adstringente, pois isso só agravaria o problema. Mas esta máscara suave extrairá as impurezas da pele utilizando as propriedades umectantes do mel.

Rende 1 tratamento

2 colheres de sopa de mel
2 colheres de sopa de gel de *aloe vera*

Misture o mel e o *aloe vera* numa xícara. Aplique às áreas afetadas. Deixe por 5 minutos e lave com água morna. Enxugue com toalha macia. Como esta mistura não se conserva, faça-a sempre antes de usar.

Creme de dang quai para controle de pele danificada (yang)

Você provavelmente já ouviu falar que o dang quai *é uma erva que combate os incômodos da menstruação. O que talvez não saiba é que essa erva possui formidáveis propriedades de cura, principalmente no caso de lesões da pele. Os chineses a utilizam em cremes para prevenir o aparecimento de cicatrizes. Eis uma receita que suavizará a pele seca e, graças às suas propriedades antibióticas naturais, promoverá a cura e o alívio das dores das queimaduras.*

Rende de 6 a 8 tratamentos

1 fatia de *dang quai* de aproximadamente 10 a 15cm (ver Nota)
1 xícara de manteiga de cacau

Coloque numa panela água suficiente para tocar o fundo da estufadeira apoiada nas bordas. Ponha o *dang quai* na estufadeira. Cubra e deixe ferver. Reduza o fogo e cozinhe até que o *dang quai* amoleça (cerca de 10 minutos, dependendo da espessura da raiz).

Remova o *dang quai* da estufadeira e despreze a água (ou adoce-a com mel e beba-a). Quando o *dang quai* estiver frio, pique-o o mais fino possível e reserve.

Coloque a manteiga de cacau e o *dang quai* picado numa panela e, em fogo brando, cozinhe até que a manteiga de cacau derreta. Tire do fogo. Tampe e deixe até o dia seguinte.

No dia seguinte, aqueça novamente em fogo brando até que a manteiga de cacau derreta. Coe em peneira de metal num recipiente de vidro. Talvez precise coar várias vezes para remover todos os fragmentos de *dang quai*.

Despeje num frasco de tampa hermética (deixe esfriar completamente antes de tampar). Guarde em local fresco e escuro por no máximo 10 dias. Passe o creme em todas as áreas afetadas.

Nota: O *dang quai* é encontrado em mercearias asiáticas e casas de produtos naturais.

Creme milagroso de tangerina para o corpo (yin/yang)

Eis aqui um creme natural excelente para todos os tipos de pele. Sua base de óleo de açafroa, nem muito yin nem muito yang, permite que seja usado no corpo todo. A casca de laranja ajuda a clarear manchas. O creme é especialmente indicado para amaciar as áreas ásperas dos cotovelos, joelhos e calcanhares, funcionando muito bem para reidratar a pele lesada pelo sol.

Rende de 4 a 6 tratamentos

2 colheres de chá de casca de laranja fresca ralada
1/4 de xícara de óleo de açafroa
1 colher de sopa de cera de abelha ralada
1/4 de xícara de água de flor de laranjeira (ver Nota)
1 pitada de bórax
1 colher de chá de óleo essencial de laranja (ver Nota)

Reserve 1 colher de chá de casca de laranja ralada. Misture o óleo de açafroa, a outra colher de casca de laranja ralada e a cera de abelha numa panela de ágata ou vidro. Cozinhe em fogo brando até que a cera de abelha derreta.

Misture a água de flor de laranjeira com o bórax em outra panela. Aqueça até que o bórax dissolva completamente. Despeje esse líquido sobre a mistura de cera de abelha e óleo de açafroa, junte a colher de chá de casca de laranja ralada e o óleo de laranja. Misture bem.

Coloque num frasco limpo, com tampa hermética, depois que a mistura esfriar completamente. Guarde em local fresco e seco, por no máximo 4 semanas. Espalhe o creme em todas as áreas afetadas.

Nota: A água de flor de laranjeira e o óleo de laranja são encontrados nas casas de ervas e de produtos naturais.

6
RECEITAS PARA CABELOS SAUDÁVEIS

UM BOM CORTE NÃO BASTA

Quando eu era criança — antes de minha família mudar-se para os Estados Unidos — pensava que todos tinham cabelos iguais aos meus. De fato, todas as pessoas que eu conhecia — minha família, meus vizinhos, meus colegas de escola — tinham cabelos lisos, pretos e relativamente espessos. Imaginem a minha surpresa quando vi, nos Estados Unidos, incontáveis cores, texturas e tipos!

À medida que crescia, e sobretudo depois que comecei minha carreira de modelo, os cabelos se tornaram para mim uma preocupação séria: o modo de penteá-los, cortá-los e, principalmente, seu estado.

Em todas as culturas, uma cabeleira espessa, saudável e brilhante constitui um indício de beleza que ninguém desdenha. É de espantar então que os xampus e condicionadores sejam os produtos de beleza mais vendidos no mundo inteiro?

Hoje, tanto as mulheres quanto os homens gastam boa parte de seu tempo e dinheiro cuidando dos cabelos. E por uma excelente razão: os cabelos são a moldura do rosto. São uma das primeiras coisas que as pessoas notam: a loira de olhos azuis, a ruivinha, o bonitão alto e moreno.

Os cabelos, como a pele, constituem um dos primeiros pontos de nosso corpo que manifestam estresse e doença. Cabelos brilhantes são um símbolo de boa saúde e representam um "acessório da moda" mesmo quando não estamos maquiladas... ou vestidas. No Ocidente, é relativamente incomum usar os cabelos como recurso de diagnóstico, mas eles são um reflexo do estado de saúde do corpo. Na China, examinamos os cabelos e o couro cabeludo para determinar as condições do corpo.

O QUE FAZEMOS COM OS NOSSOS CABELOS

Nós tingimos, esticamos, enrolamos, descolorimos e besuntamos os cabelos. Submetemo-los a secadores e ferros quentes. A menos que tomemos todo o cuidado para sanar os danos com os muitos produtos fabricados para restaurar a umidade e a oleosidade, eis-nos às voltas com cabelos quebradiços, ressecados, duros e fracos — ou, para um número cada vez maior de mulheres, com queda excessiva.

Sara, que está na quadra dos cinqüenta, tem cabelos finos, lisos e naturalmente loiros, com tons de prata. É uma cor tão surpreendente que muitas pessoas a detêm na rua e perguntam onde ela tinge os cabelos. Na quadra dos quarenta, descobriu que era diabética, mas de um modo geral goza de boa saúde. No começo deste ano, reparou que seus cabelos, normalmente brilhantes e fortes, tinham se tornado opacos e frágeis. De fato, pareciam cinzentos e não dourados e prateados, coisa que ela de modo algum apreciava. A princípio, tomou isso como um sinal de envelhecimento e decidiu discutir como tingi-lo da próxima vez que fosse cortar os cabelos.

O cabeleireiro de Sara, num primeiro momento, não quis considerar a perspectiva de tingimento. Observou que, desde o último corte, seis meses antes, os cabelos de Sara tinham-se tornado secos, quase quebradiços, e pareciam bem mais ralos no alto da cabeça do que por ocasião de sua última visita. Podia perceber, pelo toque, que a cutícula (revestimento dos fios) era áspera. A cutícula, constituída de células transparentes que parecem telhas superpostas, estava danificada, assim como a segunda camada — o córtex —, que contém os pigmentos responsáveis pela cor natural dos cabelos. A sensação de aspereza e fragilidade também advertiram o cabeleireiro de que a medula, ou camada intermediária que determina a força, o volume e a elasticidade do cabelo, estava em más condições. Aparentemente, alguma coisa teimava em roubar a cor vibrante dos cabelos de Sara, tornando-os cinzentos e ralos.

O arguto cabeleireiro perguntou a Sara o que acontecera. Estivera doente? Andava estressada no trabalho ou em casa? O que ela andava comendo: muita carne vermelha, frituras, mariscos e sal?

Depois que me contou essa história, Sara desabafou: "Fiquei surpresa. Como ele poderia saber tudo aquilo simplesmente examinando os meus cabelos? Eu tratara uma infeção urinária durante duas ou três semanas e trabalhara dia e noite para segurar um cliente. Voei para Los Angeles e para Londres duas vezes no mês anterior e, para dizer o mínimo, minhas refeições eram esporádicas. Em Los Angeles, comia camarão e patas de caranguejo; em Londres, costeletas com toda aquela guarnição generosa. Em casa, vivia de café com leite ou de torradas e queijo."

Expliquei a Sara que, segundo a teoria chinesa, a perda de cabelos e o encanecimento precoce são sinais de que os rins não estão funcionando perfeitamente, quase sempre em conseqüência do excesso de energia quente. O estresse incontrolável, tal como o que Sara estava padecendo com suas viagens apressadas a Los Angeles e Londres, pode resultar ainda no bloqueio do *chi* do baço, uma razão a mais para o encanecimento. Essa condição de energia quente poderia ser sanada se Sara acrescentasse a energia refrescante dos alimentos yin à sua dieta.

Depois de duas semanas de dieta modificada, que agora incluía mais alimentos de energia fria ideais para nutrir os rins e evitava os que interrompem o fluxo do *chi*, Sara relatou que seus cabelos estavam quase saudáveis novamente. Em pouco mais de um mês, sua coloração dourada e prateada voltara.

COMO OS CHINESES CUIDAM DOS CABELOS

O caminho para cabelos maravilhosos não começa do lado de fora: começa pela saúde interior. Para os chineses, cabelos que não sejam brilhantes, fortes e saudáveis não podem ser normais. Em geral, o mau estado dos cabelos indica que os pulmões e o intestino grosso — órgãos associados à pele e aos cabelos — estão fora de equilíbrio (ver o quadro na página 38).

Perda de cabelos ou cabelos frágeis e sem vida, acompanhados de pele seca, insônia, irritabilidade e nervosismo, traem deficiência de energia yin interna. Devolvendo essa energia refrescante ao organismo, você combaterá o excessivo calor interno yang e devolverá o equilíbrio ao seu corpo.

O intestino grosso, que é o órgão yang associado aos cabelos, e os pulmões, que são o órgão yin encarregado de distribuir a umidade pelo corpo, asseguram a pureza dos fluidos no organismo. Como você sabe a partir do quadro da página 38, os pulmões estão associados ao elemento metal, que alimenta a água. O órgão yin associado à água são os rins — portanto, os pulmões alimentam os rins. Os especialistas chineses examinam os cabelos e o couro cabeludo para determinar a condição do sangue e dos órgãos encarregados de limpá-lo, principalmente os rins. Havendo excesso de proteínas, de ácidos, gorduras ou toxinas na corrente sanguínea, os folículos ou raízes capilares não recebem nutrição suficiente para garantir o crescimento. Segue-se a perda acentuada de cabelos — alopecia — e o encanecimento precoce. À medida que a mulher envelhece, o declínio na produção de estrogênio também retarda o aparecimento de fios novos.

Para sanar esses problemas, comece por reidratar o sangue e os fluidos orgânicos para que a circulação no couro cabeludo aumente. Essa é a única maneira de os nutrientes alcançarem os folículos capilares e garantirem o crescimento contínuo dos fios. Tônicos e alimentos que fortalecem o sangue, a medula, o fígado e os rins ajudam nesse processo. Uma lista dos alimentos indicados é fornecida mais adiante, neste capítulo.

Cabelos saudáveis e brilhantes são função direta de boa circulação e de rins em perfeito funcionamento. Tudo o mais — caspa; cabelos secos e quebradiços; cabelos e couro cabeludo oleosos; cabelos frágeis; calvície ou perda exagerada de cabelos — é conseqüência do desequilíbrio. Sangue e *chi* fracos resultam em elemento negativo que faz os cabelos parecerem uma folhagem murcha: secos, duros e foscos. O consumo de alimentos e ervas que vou recomendar ajudará a promover uma boa circulação, fortalecer o sangue e equilibrar o *chi* — tudo o que produz efeitos benéficos e visíveis no brilho e força dos cabelos.

O CICLO NATURAL DO CRESCIMENTO DOS CABELOS

Ao longo da vida, nossos cabelos crescem em ciclos determinados pela natureza e pelos ritmos de nosso próprio corpo. Sob cada cabelo de sua cabeça existe um folículo novo começando a crescer. Quando amadurece, esse novo fio expulsa o anterior do couro cabeludo. É normal perder de oitenta a cem fios por dia — tão poucos que você quase não nota — durante toda a vida. Mais que isso, é sinal de que o corpo está em desequilíbrio.

Geralmente, todos somos abençoados, quando crianças, com uma cabeleira esplêndida. Se, no entanto, sofremos antes dos trinta de perda de cabelos, encanecimento precoce, fios secos e quebradiços ou couro cabeludo muito ressecado ou oleoso, provavelmente nossa função renal está comprometida. A função hepática também é essencial; e uma má circulação subverte o estado de nosso *chi*, o qual, em troca, devasta nossos cabelos. À medida que avançamos em idade, a queda do nível de estrogênio retarda o aparecimento de novos fios. Além disso, o aumento de óleos sebáceos torna nossos cabelos finos e cinzentos: o excesso de oleosidade bloqueia os poros e mata os folículos capilares, fazendo com que os fios morram e caiam. Nas mulheres, isso quase sempre começa na menopausa.

A saúde das glândulas sebáceas do couro cabeludo é essencial para o bom estado dos cabelos, já que o óleo por elas produzido lubrifica os fios e o couro cabeludo. Quando essas glândulas secretam óleo em excesso, o cabelo se torna oleoso; quando secretam pouco, o cabelo e o couro cabeludo ficam secos. Escovar os cabelos ajuda a estimular as glândulas sebáceas e é recomendado para homens e mulheres com cabelos secos. As pessoas que têm cabelo oleoso devem escovar menos. Também não causa surpresa que o uso do secador no ponto "quente" e outras técnicas semelhantes contribua em muito para ressecar e danificar os cabelos. Garanto-lhe que, se você ajustar seu secador no ponto "frio", notará uma melhoria sensível na condição de seus cabelos, em menos de uma semana.

Os estados emocionais associados aos cabelos, como tristeza e angústia (ver quadro na página 38), também têm efeito acentuado no estado dos cabelos e couro cabeludo. Quando conheci Phyllis, ela ostentava uma auréola de cabelos louros e encaracolados que literalmente fulgiam. Eu a encontrava quase todos os dias, pois ela trabalhava na cafeteria do outro lado da rua onde se localiza o meu spa. Cerca de um ano depois, no entanto, mudou-se para a Flórida, já que seus velhos pais estavam doentes e precisavam de seus cuidados. Meses depois que deixara Nova York, Phyllis voltou para uma visita e entrou para dizer-me alô. Fiquei espantada com a mudança que se operara em sua aparência — especialmente nos cabelos. Outrora fortes e saudáveis, estavam agora frágeis, sem vida, acinzentados. Phyllis perdera tanto cabelo, que eu podia ver o branco de seu couro cabeludo no alto da cabeça.

Quando ela me contou que sua mãe falecera e seu pai fora para uma casa de repouso, entendi o que lhe sucedera: a tristeza pela sorte dos pais alterara a condição de seus cabelos e pele. Eu não a conhecia o bastante para dar-lhe conselhos que a ajudassem a resolver o problema; mas, se tivesse mais intimidade, sugeriria que passasse a ingerir alimentos próprios para restabelecer o equilíbrio do corpo e, em última análise, da mente.

ALIMENTOS PARA CABELOS FABULOSOS

Como acontece com os demais aspectos da nossa beleza exterior, o ponto de partida do *Tao* para cabelos atraentes é a dieta. Segundo o ensinamento chinês, rins e pulmões saudáveis são a base dos cabelos bonitos. Se os seus cabelos são frágeis, opacos e sem vida, ou propensos ao encanecimento precoce, é provável que os seus rins não estejam funcionando muito bem ou que o seu *chi* esteja fora de equilíbrio. Em vez de tentar usar uma infinidade de xampus e tratamentos para obter cabelos saudáveis e brilhantes, você precisa restaurar o equilíbrio do *chi* de seu sangue. Caso tenha começado a seguir as instruções para desintoxicação e nutrição fornecidas no Capítulo 4, sem dúvida já notou alguma melhora na condição de seus cabelos e couro cabeludo.

Não dividi este capítulo em seções especialmente dedicadas a cabelos normais, secos ou oleosos, caspa, pontas duplas, encanecimento precoce e perda de cabelos. Todos esses problemas — exceto manipulação inadequada e danos por produtos químicos — advêm de uma só e mesma fonte: o desequilíbrio do organismo.

Um regime geral, de alimentos e ervas benéficos para os rins, é o primeiro passo para cabelos rejuvenescidos e brilhantes. Quando os rins estão saudáveis, saudáveis estão também os pulmões e o intestino grosso... e os cabelos mostrarão isso.

Eis alguns alimentos que todos devemos incluir em nossa dieta:

ALIMENTOS PARA CABELOS E COURO CABELUDO SAUDÁVEIS

Frutos e castanhas: amora-preta, castanha, tâmara chinesa preta ou vermelha, uva, mamão, ameixa, tangerina, noz.
Legumes e verduras: feijão-soja preto ou amarelo, cenoura, aipo, cebolinha, erva-doce, gengibre, fava, cebola, cenoura-branca, moranga, feijão-vermelho, alga (especialmente *arame* e *hijiki*), espinafre, batata-doce, abóbora.
Cereais e sementes: sementes de gergelim, aveia, arroz-doce, arroz integral, trigo integral.
Proteínas: carne de frango, marisco, ovo, rins, carne de carneiro, ostra, peixes de carne branca.
Miscelânea: salsa chinesa (coriandro) ou salsa crespa, casca de canela, cravo, *dang quai*, ginseng, raiz de alcaçuz, açafroa, uva-do-mato.

ALIMENTOS A EVITAR

Bebidas e alimentos gelados ou muito frios, doces, refrigerantes, café, cafeína, comidas gordurosas, carnes vermelhas, frutas cítricas, painço, queijo, leite e derivados.

POR ONDE COMEÇAR

Eis algumas dicas para uma bela cabeleira:

- Um suplemento vitamínico-mineral, todos os dias, ajudará a fortalecer os cabelos e promoverá seu crescimento. Estimulará também a retenção de pigmentos.
- Dê a seus cabelos e couro cabeludo um tratamento "facial" de mamão: descasque um mamão de tamanho médio, retire as sementes e bata no liqüidificador. Massageie com esse purê os cabelos e o couro cabeludo, envolvendo em seguida a cabeça em plástico. Coloque por cima uma touca de banho ou envolva a cabeça numa toalha. Deixe por quinze minutos e lave com água morna e um xampu suave.
- Para cabelos castanho-claros, louros ou ruivos: use um rinse de suco de limão para restaurar os reflexos e a acidez. Misture o suco de um limão com água — uma parte de suco de limão para cinco de água — e utilize a mistura como rinse.
- Outro excelente rinse condicionador para cabelos louros é uma xícara de chá forte de camomila com uma colher de chá de vinagre de maçã.

- Restaure os reflexos dos cabelos pretos utilizando uma xícara de chá-preto forte como rinse. Como no caso do rinse de suco de limão, o ácido tânico contido nesse chá restaura a imprescindível acidez de seus cabelos.
- Lave bem a escova ou o pente depois de usá-los. Se não fizer isso, estará devolvendo oleosidade e sujeira aos cabelos e ao couro cabeludo recém-lavados.
- Jamais penteie os cabelos enquanto eles estiverem molhados. Use sempre um pente de dentes largos e pontas arredondadas, para não danificar os fios.
- Use chapéus e lenços para proteger os cabelos da inclemência do tempo.

RECEITAS PARA CABELOS E COURO CABELUDO SAUDÁVEIS

Antes de passarmos aos pratos que nutrem seus cabelos e couro cabeludo, daremos aqui várias receitas de produtos tópicos que ajudam a normalizar ou equilibrar sua condição. Estou certa de que você irá inseri-los em seu programa doméstico de beleza.

Óleo celestial para massagem de cabelos e couro cabeludo (yin)

Um couro cabeludo saudável, para não dizer uma bela cabeleira, está a seu alcance. Quando estimulamos a circulação do couro cabeludo, os folículos capilares beneficiam-se dos nutrientes extras obtidos do fluxo sanguíneo aumentado. Os óleos essenciais desta receita também descolam as células mortas e removem a seborréia que bloqueia os poros, para que novos fios possam crescer fortes e saudáveis. Use este óleo todas as noites durante uma semana a fim de estimular o crescimento e uma vez por semana depois. Repita o programa a cada seis ou oito semanas.

Rende suprimento para 1 semana, suficiente para 7 tratamentos

1 limão
60g de óleo de alecrim (ver Nota)
30g de óleo de alfazema (ver Nota)

Esprema o limão e retire as sementes e fragmentos. Despeje num copo. Acrescente os óleos e misture bem. Coloque num frasco provido de conta-gotas (à venda nas farmácias). Guarde no refrigerador para retardar a deterioração do suco (o que acontecerá depois de uma semana).

Modo de usar: pingue algumas gotas da mistura num copo pequeno. Lave as mãos e, com a ponta dos dedos, distribua o óleo por todo o couro cabeludo, massageando-o suavemente. Dê atenção especial à linha do couro cabeludo e outras áreas onde os fios estejam escasseando.

Deixe até o dia seguinte. Seus cabelos e couro cabeludo terão absorvido a maior parte dos óleos quando você terminar a massagem. Mas, se recear sujar o travesseiro, cubra-o com uma toalha. De manhã, lave a cabeça e penteie o cabelo como sempre.

Nota: Você encontrará os óleos de alecrim e alfazema nas lojas de ervas, algumas casas de produtos naturais e onde quer que se vendam produtos de aromaterapia.

Tônico anticaspa (yin/yang)

Se você tem o couro cabeludo sujeito a excessiva escamação, tente usar este tônico anticaspa. Pode deixá-lo a noite toda nos cabelos — você não ficará *cheirando a vinagre!*

Rende 1 tratamento

1/4 de xícara de vinagre de maçã
1/4 de xícara de vodka

Misture os líquidos num copo de medida. Aplique generosamente ao couro cabeludo e próximo à raiz dos cabelos, sobretudo se estes forem compridos. Massageie com a ponta dos dedos a fim de estimular a circulação e distribuir uniformemente o tônico.

Deixe durante a noite. Na manhã seguinte, lave e penteie os cabelos como sempre. Use como tratamento semanal para prevenir a caspa e mais freqüentemente para combatê-la.

Gel de linhaça para pentear (yin/yang)

Se você tem problemas freqüentes com produtos para pentear, por serem pegajosos ou ressecarem os cabelos, fabrique você mesma o seu sem gastar muito dinheiro e tenha um creme suave, amaciante e com a consistência ideal para seu penteado. O creme pode ser conservado em geladeira por até duas semanas.

Rende cerca de 1 1/2 xícara

1/4 de xícara de linhaça (ver Nota)

Ferva 2 xícaras de água. Misture as sementes de linho. Reduza o fogo e deixe cozinhar de 10 a 15 minutos, até obter um líquido viscoso (consistência de mucilagem). Coe em peneira fina e despreze as sementes.

Leve de volta ao fogo até obter a consistência apropriada ao seu tipo de cabelo e penteado. Quanto mais cozinhar, mais pastoso ficará o gel. Coloque-o em frasco hermeticamente fechado e refrigere-o até estar pronto para o uso.

Modo de usar: ponha uma pequena quantidade nas palmas das mãos e friccione os cabelos, mas evitando o contato com o couro cabeludo. Com o pente, espalhe o gel até as pontas dos cabelos. Penteie como de costume.

Nota: A linhaça pode ser facilmente encontrada em qualquer loja de ervas e produtos naturais.

XAMPUS, CONDICIONADORES E CREMES DE PENTEAR

Embora existam muitas receitas de xampus, condicionadores e cremes de pentear feitos em casa, não sei de muita gente que se disporia a perder tempo fabricando-os — sobretudo porque há inúmeras marcas excelentes no mercado. Produtos comprados farão um trabalho igualmente bom, se não melhor que as poções domésticas, e podem sair bem mais baratos. Os óleos — de manjericão, bergamota, urtiga, alecrim e alfazema, por exemplo —, que dão fragrância, nutrição, corpo e adstringência suave, podem ser caros; e, quando não são refrigerados ou adequadamente acondicionados, logo se deterioram ou perdem as propriedades.

Assim, em vez de sugerir que você cozinhe, fermente, macere e misture substâncias que talvez vá utilizar só uma vez, forneço as seguintes instruções para a escolha do produto que lhe convém:

- Compre produtos que garantam ter o pH balanceado, para proteger a camada de acidez do cabelo e do couro cabeludo.
- Evite produtos que apresentem conteúdo elevado de isopropilo ou álcool etílico. Eles ressecam demais, independentemente do estado de seu cabelo e couro cabeludo.
- Se tiver a mínima dúvida sobre o tipo de cuidados a dispensar aos seus cabelos, não hesite em perguntar. Consulte seu cabeleireiro ou dermatologista. Telefone para os números de atendimento ao consumidor constantes das embalagens. Indague das amigas que têm cabelos bonitos o que elas fazem para mantê-los assim. E vá pesquisando até obter respostas satisfatórias.

COMA PARA TER CABELOS BONITOS

Para os chineses, a sopa é sempre o primeiro passo para a boa saúde. Ela ajuda tanto na prevenção das doenças quanto no processo de cura. Uma vez que nosso corpo é constituído principalmente de água, as vitaminas e nutrientes das sopas são absorvidos mais fácil e rapidamente do que qualquer outra fonte alimentar. Na cultura chinesa, as crianças podem repelir algum prato, mas nunca a sopa! E nem é preciso dizer que me refiro a sopas frescas, preparadas na hora, cujo aroma irresistível invade a casa toda!

Sopa de costeletas e feijão-vermelho (yin/yang)

Esta é uma sopa para todas as horas. Além de deliciosa, ela dá brilho aos cabelos e promove o seu crescimento. Considerada um tônico excelente, é conhecida por fortalecer o baço, o estômago e o fígado. Seus ingredientes retardam sabidamente o encanecimento e estimulam o crescimento dos fios.

Rende 4 pratos principais

1 xícara de feijão-azúki ou feijão comum (ver Nota)
1cm de casca seca de tangerina (ver Nota)
1 cenoura grande, picada
1 cebola grande, picada
2 talos de aipo, cortados em pedaços de 3 cm
1/2 quilo de costeletas ou lombo de porco, cortado em pedaços de 3 cm
1/2 xícara de salsa chinesa picada
Sal e pimenta a gosto

Lave o feijão e cubra com água quente numa travessa grande; deixe de molho (30 a 45 minutos). Lave a casca de tangerina e mergulhe em água morna até estar pronta para o uso.

Ferva 8 xícaras de água numa panela. Junte o feijão escorrido, a casca de tangerina, a cenoura, a cebola, o aipo, a carne de porco e a salsa. Deixe ferver novamente; ponha em fogo médio, tampe e cozinhe por 1 hora, mexendo de vez em quando para a sopa não ficar pegajosa, até que as bagas de feijão comecem a abrir-se. Tempere com sal e pimenta.

Nota: Você poderá usar feijão em lata se o desejar, desde que não venha temperado. Se for usar feijão em lata, espere até que a carne de porco e os legumes fiquem tenros antes de acrescentá-lo à sopa. Cozinhe por mais meia hora. A casca seca de tangerina pode ser encontrada nas mercearias asiáticas e casas de produtos naturais.

Frango com nozes e uva-do-mato (yang)

Quando eu era menina, este era um de meus pratos favoritos. E só quando passei a estudar as ervas e a medicina chinesa tradicional é que descobri que a receita tinha ingredientes especiais que melhoram a função dos rins e fortalecem os olhos. Também dão brilho e saúde aos cabelos!

Rende de 2 a 4 pratos principais

3 ou 4 colheres de sopa de óleo vegetal
1 xícara de nozes cortadas ao meio
1/2 quilo de peito de frango sem osso e sem pele, cortado em cubos de 2cm
1 pedaço de gengibre de 4cm, descascado e picado
2 dentes de alho, descascados e picados
2 cebolinhas picadas
1/2 xícara de uvas-do-mato secas, postas de molho por 20 minutos (ver Nota)
Sal a gosto

Tempero
1 colher de chá de açúcar
1/2 colher de chá de pimenta-branca moída
1 colher de sopa de molho de soja
1 colher de chá de óleo de gergelim
1 colher de chá de maisena

Aqueça 1 colher de sopa de óleo de cozinha numa frigideira. Frite as nozes por 1 ou 2 minutos, até que fiquem douradas. Remova e disponha sobre toalha de papel para secar.

Misture os ingredientes do tempero num copo graduado, mexendo até que a maisena dissolva. Derrame sobre os pedaços de frango e agite para que se espalhe uniformemente. Cubra o recipiente com plástico e reserve. Deixe o frango marinar à temperatura ambiente por 10 minutos ou refrigere-o por 20 minutos.

Aqueça as 2 ou 3 colheres de óleo restantes na frigideira. Frite rapidamente o gengibre, o alho e a cebolinha. Escorra as uvas-do-mato. Despreze a água e coloque-as na frigideira. Acrescente em seguida os pedaços de frango, aos poucos, e frite (3 a 5 minutos) até que fiquem brancos e macios. Polvilhe sal a gosto. Junte as nozes tostadas e agite levemente para misturar.

Sirva com arroz, se desejar.

Nota: A uva-do-mato seca pode ser encontrada nas mercearias asiáticas ou pedida pelo correio.

Cozido de nozes e cordeiro (yang)

A noz ajuda a tonificar os rins, o principal órgão mantenedor da juventude. Segundo a tradição chinesa, a noz também conserva a saúde do cabelo e do couro cabeludo, retardando o encanecimento. O longan *é uma fruta chinesa que se utiliza seca na cozinha. Quando fresco, o* longan *lembra a* lichia, *mas é menor e mais redondo, com uma casca macia acobreada.*

Rende 4 ou 5 pratos principais

2 colheres de sopa (cerca de 12 pedaços) de *longans* secos, mergulhados em água morna por 20 minutos e escorridos (ver Nota)
1 pedaço de gengibre de 3cm, descascado e picado
200g de lombo de cordeiro cozido, cortado em pedaços de 3cm
2 ou 3 dentes de alho, descascados e picados
1/2 colher de chá de cravos moídos
1/4 de colher de chá de canela em pó
1 xícara de nozes partidas ao meio
Molho de soja a gosto
Pimenta a gosto

Coloque todos os ingredientes, exceto o molho de soja e a pimenta, em uma panela com tampa. Acrescente de 6 a 8 xícaras de água, ferva e misture. Ponha em fogo médio e tampe. Deixe cozinhar (45 minutos a 1 hora) até que a carne e o *longan* fiquem macios. Tempere com molho de soja e pimenta a gosto.

Nota: *Longans* secos podem ser encontrados nas mercearias asiáticas.

Sopa de amendoim e algas (yin/yang)

Cabelos lustrosos e fáceis de pentear serão apenas um dos benefícios dessa deliciosa sopa. Ela ajuda na digestão ao repor em equilíbrio o estômago e o baço, ao mesmo tempo que estimula o bom chi *e a energia dos rins.*

Rende 4 ou 5 pratos principais

1/2 xícara de amendoins crus com pele, lavados e postos de molho durante a noite (não remova a pele)
1/2 quilo de costeletas de porco magras ou lombo, cortado em cubos de 3 cm

2 ou 3 folhas ou tiras de alga (*kelp* ou *kombu*), picada em pedaços pequenos
1cm de casca de tangerina seca, mergulhada em água quente de 2 a 3 minutos (ver Nota)
1 pedaço de gengibre de 3cm, bem picado
Sal e pimenta a gosto

Coloque todos os ingredientes, exceto o sal e a pimenta, numa panela com tampa. Acrescente 8 copos de água, ferva e cozinhe em fogo médio por 1 hora ou até que a carne fique bem cozida, e o amendoim, macio. Polvilhe sal e pimenta a gosto.

Nota: A casca seca de tangerina é encontrada nas mercearias asiáticas e nas casas de produtos naturais.

Sopa de sementes de gergelim (yin/yang)

Esta sopa é tão doce que minha família a aprecia como sobremesa ou petisco. De fato, lembra o sorvete, mas é muito mais saudável. Pode ser facilmente reaquecida e degustada a qualquer hora do dia. Seu consumo contínuo é benéfico para o couro cabeludo, os cabelos e a própria pele.

Rende 2 porções

1 xícara de arroz-agulha cru
1 xícara de sementes de gergelim
1 colher de sopa de açúcar ou a gosto

Lave e escorra o arroz e as sementes de gergelim em recipientes separados. Toste as sementes de gergelim numa frigideira sem óleo, em fogo baixo, por 5 minutos ou até que o aroma se liberte. Cuidado para não torrar.

Bata o arroz e as sementes tostadas no liqüidificador, com 1/4 de xícara de água. Despeje a mistura, acrescida de mais 1 1/2 xícara de água, numa panela de tamanho médio. Cozinhe em fogo médio por 10 minutos, mexendo sempre para não queimar. Adoce a gosto.

7
CUIDADOS ESPECIAIS COM AS MÃOS, OS PÉS E AS UNHAS

SUAS EXTREMIDADES PRECISAM ESTAR EM EQUILÍBRIO

Os chineses acreditam que as mãos e os pés exigem mais cuidados que os dispensados por manicures, pedicuros, loções e pedras-pomes. O mesmo equilíbrio yin/yang aplicado aos outros aspectos do Todo Orgânico também se aplica aqui. A preservação do equilíbrio é sempre o alvo essencial. Você descobrirá que, conscientemente aplicada, essa filosofia aperfeiçoará seu estilo de vida e beneficiará cada parte de seu corpo.

Séculos de pesquisas mostram que o estado das mãos e pés pode ser alterado e mesmo corrigido se restaurarmos o equilíbrio dos sistemas orgânicos. No Tao da beleza, as mãos e os pés — como as orelhas — representam um microcosmo do corpo inteiro. A acupuntura e a acupressão foram desenvolvidas justamente por esse motivo: para os especialistas, mãos e pés são mapas nos quais certas áreas correspondem aos órgãos do corpo. Os dedos dos pés, por exemplo, refletem a condição dos seios da face e da cabeça — lado direito ou esquerdo, dependendo do pé que esteja sendo tratado. A linha interna do pé, que vai do dedão ao calcanhar, está associada à espinha dorsal, da cabeça e pescoço até o cóccix. Quando se faz pressão nesses pontos, o *chi* estagnado começa a fluir e libera a energia curativa que vai beneficiar os órgãos correspondentes.

AS MÃOS DIZEM TUDO

Todas as pessoas reparam nas mãos. As palmas ásperas e fortes do trabalhador; as pontas dos dedos calosas, mas ágeis do violonista; as mãos vigorosas e flexíveis do massagista — esses pormenores nos revelam muitas coisas, não só da profissão da pessoa, mas de sua auto-imagem. Cutículas grossas e unhas com esmalte lascado de modo algum refletem auto-estima. Segundo a tradição chinesa, as mãos são as "portas do Paraíso", sem dúvida por sua capacidade de tocar e deslocar; são também consideradas o melhor indício de feminilidade. Os antigos médicos chineses pensavam que mãos macias e flexíveis, bem como unhas rijas e de formato uniforme, indicam um corpo saudável e equilibrado. Mãos descoradas e hirtas, bem como unhas frágeis e desiguais, refletem um *chi* estagnado não apenas nas próprias mãos e dedos, mas no corpo todo.

Por ocasião de um desfile da coleção de inverno em Milão, uma de minhas colegas de passarela, Debbie, comentou que eu tinha mãos e unhas bonitas. As dela, queixou-se, parecia que não cresciam nunca. Por isso tinha vergonha de ir à manicure. Se necessário por exigências contratuais, ela usava unhas postiças ou luvas, quando não exibia uma *écharpe* ou outro acessário capaz de desviar de seus dedos a atenção do público.

Expliquei a Debbie que, se realmente desejava mãos e unhas mais atraentes, a primeira coisa a fazer seria apelar para uma manicure profissional. Esta poderia modelar-lhe as unhas de maneira correta e retirar as cutículas, o que cria a ilusão de unhas mais compridas e estimula seu crescimento. Mais importante ainda, receberia uma gostosa massagem nas mãos. Tudo o que uma manicure faz melhora o fluxo do sangue e do *chi* entre as extremidades, o que é essencial para mãos e unhas bonitas.

Também sugeri que, sendo a agenda dela tão caótica, aprendesse a cuidar das próprias unhas. Ensinei-a a poli-las com uma escovinha especial e sabonete suave durante o banho, o que também ajuda a remover as células mortas das cutículas. Sugeri também que massageasse os dedos e as cutículas todas as noites, com creme hidratante ou mesmo de base mineral. Isso estimularia a circulação e, ao mesmo tempo, fortaleceria e reidrataria a raiz das unhas. As unhas perdem umidade duas vezes mais depressa que a pele, principalmente por serem menos porosas e, em conseqüência, menos absorventes. Nossas mãos estão a toda hora expostas à água e nem sempre as enxugamos bem. Se você aplicar um ungüento espesso como a lanolina às suas unhas e cutículas, eliminará virtualmente unhas encravadas, "espigas" e ressecamento. Existem ótimos cremes para isso no mercado, mas a lanolina ou um produto de base mineral fazem o mesmo trabalho por menos dinheiro.

Dei à minha amiga Debbie, é claro, uma lista de alimentos que ela deveria incluir em sua dieta: uva, pêra, ameixa, aspargo, ervilha, tofu, peixes de carne branca, camarão, arroz, etc. Esses alimentos, bem como os que aparecem na página 138, aumentam o fluxo de *chi*, além de equilibrar as energias quente e fria no corpo inteiro.

Já na temporada seguinte, notei que Debbie ostentava unhas maravilhosas. Agradeceu-me com efusão e confessou que não as teria conseguido sem a minha ajuda!

O QUE AS SUAS MÃOS DIZEM SOBRE VOCÊ

Inegavelmente, as mãos refletem o estado de saúde da pessoa. Um especialista em medicina tradicional chinesa procura indícios que revelem toda uma variedade de condições, muitas das quais podem ser corrigidas se o equilíbrio do corpo for inteiramente restaurado. Eis algumas características comuns das mãos e o que elas revelam sobre você:

- Mãos quentes indicam excessivo calor interno. Outros sinais dessa condição yang são pele seca, escamosa ou avermelhada. Recomenda-se, portanto, um aumento da umidade dos órgãos yin, principalmente os rins. Isso se faz, usualmente, pelo uso de chás de ervas (hortelã ou chá-verde, por exemplo) e sucos (maçã, toronja e uva. Gengibre e casca de laranja, juntos ou separados, mostram-se muito eficazes para reequilibrar essa condição, a despeito de suas propriedades yang individuais).
- Mãos descoradas e frias indicam excesso de frio interno e *chi* estagnado. É importante ativar os órgãos yang, sobretudo a energia yang dos rins. O *dang quai* e o alcaçuz chinês, tomados juntos ou separados sob a forma de chá, ajudam bastante. Examine a lista de alimentos da página 53 e incorpore os de energia yang à sua dieta para aumentar o calor interno.
- Mãos úmidas revelam excesso de líquidos no organismo, assim como na atmosfera. Em algumas pessoas, isso se manifesta sob a forma de artrite; em outras, apenas como episódios ocasionais de dores nas juntas. O problema será corrigido se mais energia yang for canalizada para o baço e os pulmões. A bebida tradicional dada aos idosos que padecem dores nas articulações dos pés e mãos é um chá de astrágalo, canela chinesa, gengibre, peônia e tâmaras chinesas vermelhas. Você saberá mais sobre artrite na seqüência deste capítulo.

Os problemas citados não ocorrem unicamente nas mãos. Ocorrem também nos pés. Assim, todo tratamento destinado a promover a saúde das mãos será, com muita probabilidade, aplicável aos pés.

CUIDADOS COM OS PÉS

Os pés são ainda mais complicados do que as mãos em termos de sua relação com o resto do corpo. Cabe-lhes sustentar o nosso peso e garantir o nosso equilíbrio quando nos deslocamos. A dor mais insignificante no pé pode irradiar-se por todo o corpo, afetando a postura e abalando o equilíbrio. Já que os pés são a parte mais negligenciada do corpo, convém passar a cuidar melhor deles. O grande guerreiro chinês Sun Ye disse muito bem, há milhares de anos, que "a força de um exército depende da força dos pés dos soldados".

Examine seus pés cuidadosamente, não apenas ao redor das unhas, mas por inteiro. Use um espelho se precisar, mas não deixe de observar a sola e separar os dedos para detectar frieiras e infecções por fungos. Examine os calcanhares, o peito do pé e os tornozelos. Cortes e ferimentos nos pés demoram a sarar. Má circulação, umidade, sapatos apertados e pouco ventilados, sapatos que não se ajustam bem e, mesmo, a pressão da postura ereta do corpo podem gerar complicações, inclusive fungos, pele coriácea, áreas calosas nos calcanhares ou nas articulações e deformações ósseas.

Cuidado quando cortar as unhas dos pés. Apare-as em linha reta, sem descer pelos cantos. Se o fizer, poderá desenvolver unhas encravadas, principalmente nos dedões. A cada corte das unhas assim, elas se encurvarão mais para dentro da carne, o que provocará inúmeros problemas.

O QUE AS SUAS UNHAS DIZEM SOBRE VOCÊ

A condição de suas unhas — das mãos ou dos pés — dá uma pista significativa para a condição de seu corpo e, em última análise, de sua beleza. Independentemente do esmalte aplicado, as unhas saudáveis são sempre fortes e lisas, com raiz clara e rosada, cutículas macias e flexíveis. Isso indica que a produção e circulação do sangue são boas, que o seu *chi* flui livremente pelo corpo todo.

Se a raiz de suas unhas for descorada, talvez você tenha produção sanguínea insuficiente ou então a sua circulação e energia estejam lentas. Unhas de superfície rugosa ou gretada informam o especialista chinês de que você pode estar sofrendo de desequilíbrio no fígado: possivelmente um problema de absorção de cálcio, que inibe o desenvolvimento ósseo. Má circulação sanguínea e depleção cálcica apontam diretamente para deficiências no elemento madeira e órgãos a ele associados — o fígado e a vesícula. Por isso, é importante incluir em sua dieta alimentos que fortifiquem esses órgãos.

Unhas saudáveis não são rugosas nem salpicadas de manchas brancas. Não são frágeis, não se abrem em camadas e não se quebram facilmente. Essas condições indicam, todas, um *chi* hepático estagnado ou inadequado. Unhas grossas ou que se separam da raiz sugerem a presença de fungos ou infecção sistêmica. Se você equilibrar todos os sistemas do corpo, certamente erradicará essas condições.

Manicures e pedicuros fazem suas mãos e pés sentir-se ótimos e *parecer* mais bonitos, o que deve inspirá-la a cuidar melhor deles. No entanto, você deve alimentá-los de dentro, incluindo grandes quantidades de água, comidas saudáveis, chás e receitas à base de ervas em sua dieta, para proporcionar as energias adequadas, quente ou fria, e os nutrientes necessários aos órgãos envolvidos.

ALIMENTOS PARA TER MÃOS, PÉS E UNHAS SAUDÁVEIS

Frutas e castanhas: amora-preta, castanha, tâmara chinesa preta ou vermelha, mamão, pêssego, pêra, moranga, uva vermelha, morango, tangerina, noz, castanha-d'agua.
Legumes e verduras: aspargo, soja preta e vermelha, brócolos, cenoura, aipo, abóbora chinesa (*bok choy*), cebolinha, couve, erva-doce, vagem, couve-galega, cogumelo, cebola, cenoura branca, feijão rajado e outros feijões vermelhos, ervilha, espinafre, tofu, tomate, agrião, abóbora.
Cereais e sementes: cevada, semente preta de gergelim, arroz integral, milho, aveia, glúten, trigo integral.
Proteínas: frango, caranguejo, especialmente o de casca mole, pato, rins, cordeiro, porco, ostra, rabada, camarão, peixes de carne branca, tendões, barbatana de tubarão, carne ou carcaça de peixe para sopa.
Ervas e temperos: raiz de alcaçuz chinês, salsa chinesa (coriandro), cebolinha, casca de canela, cravo, *dang quai*, alho (cru), gengibre, ginseng, salsa crespa, pepino-do-mar, grama-de-ponta, uva-do-mato.

ALIMENTOS A EVITAR

Queijo, frutas cítricas, castanhas e manteiga de castanha (exceto de noz), sal (use com moderação), açúcar refinado, doces, refrigerantes, carnes vermelhas.

O QUE VOCÊ PODE FAZER PARA TER MÃOS E PÉS BONITOS

Além de incorporar os alimentos certos à sua dieta, você poderá fazer outras coisas para embelezar suas mãos e pés. Cuide bem das extremidades do seu corpo a fim de sanar e prevenir lesões. Eis como:

- Já que suas mãos são as primeiras a revelar sua idade, cultive o hábito de massageá-las com um bom produto hidratante, como parte de sua rotina diária antes de deitar-se. Se possível, adquira produtos feitos com ingredientes naturais (óleo de jojoba, lanolina, etc.) e use-os com freqüência. Umedeça e massageie também os pés, na hora de dormir.

- Ao massagear com creme suas mãos e pés, inclusive os dedos, você estará estimulando pontos de pressão que aliviam tensões no corpo todo. Isso não só dará às suas mãos e pés uma sensação de frescor e rejuvenescimento como beneficiará o resto do corpo. Ainda que por uns poucos minutos, enquanto estiver se enxugando após o banho, essa massagem devolverá à circulação o sangue e o *chi* estagnados nos dedos dos pés.
- Depois de massagear com creme ou loção as mãos e os pés, use luvas e meias de algodão, ficando com elas a noite toda. Isso manterá mãos e pés hidratados, macios, fortes e flexíveis.
- Esfregue sempre um creme hidratante nas mãos e use luvas finas de algodão antes de exercitar-se, sobretudo fora de casa. Isso ajudará a pele a conservar a umidade. O sol, o vento e a poluição do ar podem danificar seriamente uma pele sensível. E não se esqueça de aplicar filtro solar ao dorso das mãos e dos pés quando estiverem expostos.
- Esfregue iodo incolor nas unhas dos pés e das mãos com cotonete, para fortalecê-las (o iodo vermelho deixa nelas uma tonalidade nada atraente). Recomendo essa medida todas as noites durante uma semana ou duas, até que as unhas fiquem resistentes. Depois disso, faça aplicações semanais.
- Use sempre luvas quando estiver trabalhando dentro ou fora de casa. Luvas de plástico ou borracha são ideais para se lidar com água ou produtos químicos. As de lona grossa não podem faltar na jardinagem — e mesmo no trato de seus vasos de flores. As de algodão macio prestam-se a quase todas as demais tarefas — varrer, limpar, arrumar as camas.
- Após o banho, lixe as áreas calosas ou endurecidas dos calcanhares e solas dos pés com um pedaço de pedra-pomes. Isso manterá seus pés lisos e menos sujeitos a lesões.
- Conserve os pés secos. A umidade os prejudica. Use sapatos ventilados ou, se isso não for possível, descalce-se várias vezes ao dia, para que os sapatos "respirem" e sequem. A transpiração é imprescindível para o sistema regulador da temperatura corporal e para a eliminação dos resíduos tóxicos, mas convém você usar meias que absorvam toda a umidade que se depositar em seus sapatos.
- Elimine os inchaços e melhore a circulação alternando pedilúvios quentes e frios. Encha uma bacia com água quente e sal-amargo e outra com água fria e cubos de gelo. Mergulhe os pés na água quente por dois minutos, para dilatar as veias e capilares, depois na água gelada por outros dois minutos. Repita o processo, indo do quente ao frio, por dez minutos. Se seus tornozelos estiverem muito inchados, use uma concha para derramar água quente e fria nas canelas e panturrilhas.

- Beba grande quantidade de água para manter os rins embebidos em líquido. Isso ajuda a evitar a retenção de água nas mãos e pés.
- De pé, apóie as mãos numa parede para conservar o equilíbrio. Coloque uma bolinha de borracha ou de tênis no chão. Role-a com a sola do pé direito. Flexione os tornozelos e estire os dedos sobre a bolinha. Pressione-a com a base do pé, em seguida desloque-a para debaixo do arco e deslize-a para trás, na direção do calcanhar. Afaste-se da parede. Sinta como essa parte do pé parece mais solta e energizada. Repita com o outro pé. Faça isso várias vezes ao dia, para manter o *chi* fluindo.

MODELOS DE MÃOS

Enquanto a maioria das modelos trabalha em desfiles e sessões de fotografia para cartazes e comerciais de moda, algumas são especializados em determinadas partes do corpo. Jean, por exemplo, só trabalha com as mãos. Você provavelmente já as viu em revistas ou na televisão, empunhando uma caixa de detergente ou um frasco de perfume fino, alisando um véu de noiva ou exibindo o mais novo esmalte de unhas do mercado. O rosto de Jean raramente aparece, de modo que você talvez nem suspeite de que ela seja uma modelo, sobretudo porque é bem mais baixa que o mínimo de 1,75m exigidos para a função. As mãos dela são simplesmente maravilhosas, elegantemente moldadas, com unhas impecáveis — sem manchas, aspereza ou sulcos.

Quando nos conhecemos, fiquei tão impressionada, que mal me contive. Bradei: "Tenho certeza de que há muito tempo você não esfrega um prato ou pega na vassoura!"

Ao contrário: Jean assegurou-me que lavava pratos, sim. A diferença era que usava luvas, não importa o que fizesse — de borracha ou plástico para lidar com água, de algodão para varrer e limpar, de lona para cuidar das plantas. E recorria a ferramentas de verdade, não às unhas, para tarefas que as exigiam. Você não verá nunca Jean arrancar com as unhas placas de vela derretida da mesa de jantar!

Existem também modelos de pés. Eles tratam essas extremidades com o máximo cuidado. Só ficam descalços para tirar fotos e só usam sapatos que se ajustam perfeitamente. É impossível vê-los com calçados apertados ou chinelões folgados, da última moda.

Em suma, você pode fazer quase tudo, desde que tome precauções na execução de tarefas para evitar danos. Como tudo o mais na vida, o equilíbrio do comportamento, tal qual o equilíbrio da dieta, é o grande segredo.

A ÁGUA... E OUTROS TRUQUES

A escassez de água e umidade na dieta e no corpo pode deixar as mãos e os pés secos, rachados, com unhas pouco saudáveis. Volte ao Capítulo 5 e consulte principalmente as receitas para pele seca, incorporando-as à sua dieta e programa de cuidados da pele.

A água é o melhor diurético natural do mundo. Se você for um pouquinho propensa à retenção de líquidos, sobretudo nas mãos, pés ou tornozelos, aumente o consumo de água para até dez copos ao dia e corte pela metade a ingestão de comidas gordurosas ou muito salgadas.

Procure, a todo custo, evitar o aparecimento de veias saltadas nas mãos. Aceitá-las é trair a idade. Evite carregar objetos pesados. Uma sacola de compras leve não é problema. Mas uma sacola pesada requer força em demasia, o que provoca o afluxo de sangue para as mãos e a congestão conseqüente dos dedos. Se segurar com muita força a alça da sacola, interromperá a circulação, principalmente quando a carregar pendente. O sangue dilata as veias. O melhor será largar os pacotes de vez em quando e manter as mãos acima da cabeça para restaurar a circulação. Eu as mantenho sempre erguidas e, se possível, carrego pacotes junto ao peito. Sei que isso parece esquisito, de modo que, em público, cruzo delicadamente os braços, com as unhas voltadas para cima. Ninguém suspeita que, desse modo, estou na verdade cuidando das mãos.

Não sou a única a agitar as mãos acima da cabeça em nome da beleza. Ouvi dizer que Marilyn Monroe fazia o mesmo e balançava as mãos para descongestioná-las antes de entrar no estúdio.

A ARTRITE

O termo chinês para essa penosa condição é *fung sup quat tong*, que significa literalmente "vento úmido, dor nos ossos". As duas declarações se complementam porque uma sempre se segue à outra.

Dado que as mulheres continuam a fazer a maior parte dos trabalhos de cozinha e limpeza (e, em conseqüência, vivem com as mãos na água), elas sofrem mais que os homens de artritismo nas mãos.

Sabemos que a água e o ar têm propriedades refrigerantes, usadas freqüentemente para corrigir outros desequilíbrios nas mãos e nos pés. Essa energia gelada, no entanto, pode bloquear o fluxo do *chi* e tornar lenta a circulação, o que afeta os ossos e as articulações. As pessoas atacadas de artrite sofrem mais nos dias frios e chuvosos.

Os chineses acreditam também que a artrite pode ser hereditária. Se nossos ancestrais trabalharam com as mãos, mantendo-as em contato freqüente com a água, e desenvolveram artrite — esta pode passar para nós. Se, pois, tratarmos as mãos da mesma maneira, arriscamo-nos a transmiti-la aos nossos filhos. Eis aí outra boa razão para cuidarmos bem das mãos e articulações.

Uma maneira excelente de prevenir a artrite é enxugar bem as mãos depois de lavá-las ou molhá-las. Use sempre luvas de plástico ou borracha ao lavar pratos, e luvas descartáveis — como os médicos, dentistas e cozinheiros profissionais — para proteger suas mãos ao cozinhar. As luvas defendem a sua pele sem limitar os movimentos. Lembre-se sempre de aplicar uma loção hidratante às mãos antes de calçar as luvas. Lave-as e enxugue-as bem antes de tocar nos alimentos, para remover resíduos de detergente. E lave-as e enxugue-as também depois de usá-las, assegurando-se de que ficaram secas por dentro. Quanto às descartáveis, jogue-as fora, é claro.

RECEITAS PARA MÃOS E PÉS SAUDÁVEIS

Estas receitas para tratamento dos pés e das mãos, bem como os deliciosos pratos sugeridos, utilizam ingredientes que, sabidamente, fornecem a energia e os nutrientes necessários a unhas, mãos e pés bonitos e saudáveis. Consulte o Capítulo 5 para receitas tópicas que talvez queira usar (para pele seca, por exemplo).

Molho de gengibre e alcaçuz para mãos e pés (yang)

O gengibre e o alcaçuz possuem notáveis propriedades que contribuem para a saúde e a beleza de suas mãos e pés. O gengibre estimula a circulação do sangue e do chi. Isso promove uma energia tépida que ajuda a remover a frieza, as dores, os inchaços e a insensibilidade. O alcaçuz chinês é amplamente reconhecido por sua atuação fungicida, que protege as unhas e os pés dos problemas às vezes dolorosos do pé-de-atleta e das infecções por fungos nas unhas.

Rende 1 molho

250 a 350g de gengibre, cortado em tiras compridas
6 a 8 fatias de raiz de alcaçuz chinês (ver Nota)

Esmague o gengibre para romper as fibras. Esmague a raiz de alcaçuz para liberar a essência.

Ferva o gengibre e o alcaçuz com 6 xícaras de água numa panela (de 5 a 10 minutos), até que o líquido assuma a coloração de um chá ralo.

Coe, reserve o líquido e deixe esfriar um pouco. Mergulhe as mãos e/ou os pés nesse molho tépido por um período de 10 a 15 minutos, até a água começar a esfriar. Enxugue bem os pés e/ou as mãos com toalha macia.

Nota: A raiz de alcaçuz chinês possui propriedades de cura que não se encontram na variedade americana. Você poderá adquiri-la em mercearias asiáticas e casas de produtos naturais.

Mistura efervescente para os pés "Jornada de Mil Quilômetros" (yin/yang)

Disse certa feita um sábio chinês: "Uma jornada de mil quilômetros começa com o primeiro passo." Mais fácil de dizer que de fazer... se seus pés estão doloridos! Como modelo, sei muito bem que depois de desfilar durante horas sobre saltos-agulha meus pés ficam doendo por muito tempo. Inventei este banho para minhas amigas e para mim mesma, quando precisávamos voltar ao trabalho. É relaxante, desintoxicante e combate o chi *estagnado.*

Rende 2 pedilúvios (500 g)

10 aspirinas (adulto)
1/4 de xícara de bicarbonato de sódio
1/4 de xícara de sal amargo
10 gotas de óleo de hortelã-pimenta (ver Nota)
5 gotas de óleo de hortelã comum (ver Nota)
5 gotas de óleo de gualtéria (ver Nota)
5 gotas de óleo de eucalipto (ver Nota)

Pulverize as aspirinas numa tigela grande. Adicione o bicarbonato de sódio e o sal amargo, misturando bem. Junte os óleos essenciais e misture até que eles se incorporem.

Despeje a mistura numa superfície plana e limpa, como uma assadeira, deixando durante toda a noite em local seco e quente. Não cubra. Agite para certificar-se de que a mistura está seca. Se não estiver, deixe descansar por mais um dia. Se o tempo estiver muito úmido para que os sais e os óleos sequem ao ar livre, leve ao forno baixo por 15 minutos. Não use o microondas. Coloque num recipiente hermeticamente fechado — de preferência de vidro. Guarde em local seco.

Modo de usar: dissolva metade da mistura numa panela com água quente. Mergulhe os pés no molho (de 15 a 20 minutos). Em seguida, enxugue-os bem. Não reutilize o molho.

Nota: Os óleos podem ser encontrados em lojas de ervas e de produtos naturais. Você poderá adquiri-los também em fornecedores de produtos farmacêuticos.

Tratamento fantástico para amaciar os pés (yin/yang)

Outra maneira sensacional de amaciar seus pés e remover aqueles calos feios é utilizar este tratamento fácil de preparar. Os ácidos das frutas operam maravilhas em peles secas e ásperas, enquanto a pimenta e o vinagre estimulam o fluxo de chi.

Rende 1 tratamento

1 mamão de tamanho médio, maduro e descascado
1 xícara de abacaxi enlatado, esmagado e com o suco
1 colher de chá de pimenta-caiena
2 colheres de sopa de sal *kosher*
1 colher de sopa de vinagre branco

Coloque o mamão — juntamente com as cascas e as sementes — e o abacaxi no liqüidificador. Acrescente a pimenta-caiena, o sal *kosher* e o vinagre. Bata até obter consistência de purê.

Divida a mistura, igualmente, entre dois sacos plásticos. Enfie os pés nos sacos e agite-os para cobri-los bem com a mistura. Envolva os pés em toalhas, para evitar vazamento.

Fique sentada, imóvel, por 20 minutos. Tire um dos pés do saco e massageie-o suavemente, utilizando as sementes esmagadas do mamão e o sal para remover as asperezas. Lave bem, primeiro em água morna, depois em água fria, para estimular a circulação. Repita com o outro pé.

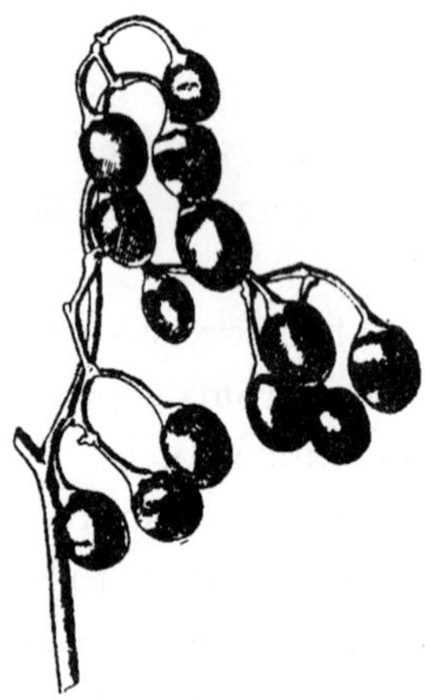

Uva-do-mato
(*Solanum dulcamara*)

Chá de uva-do-mato (yin/yang)

Talvez você nunca tenha ouvido falar de uva-do-mato antes, mas fique certa de que daqui por diante vai tê-la sempre à mão. Essas frutinhas doces e miúdas, de cor entre o alaranjado e o vermelho, dependendo da região da China onde cresçam, são famosas pela energia quente que insuflam no fígado, na vesícula e nos rins — o que quer dizer que são ótimas para muita coisa, desde a artrite e a congestão dos olhos até a pele seca. As donas de casa chinesas utilizam-nas regularmente em sopas e chás... ou mesmo de mistura com o vinho.

Rende 2 porções

2 ou 3 colheres de sopa de uva-do-mato secas (ver Nota)
Mel a gosto

Coloque a água e as uvas-do-mato numa panela e ferva. Mexa para misturar bem, tampe e reduza o fogo. Cozinhe em fogo brando por 5 minutos. Adoce com mel se o desejar.

Nota: Você pode comprar uvas-do-mato secas em mercearias asiáticas e casas de produtos naturais.

Leite de soja e mel (yin)

Esta bebida rica em proteínas é ideal para a beleza de suas unhas. O mel tem propriedades anti-sépticas e hidratantes que também tornam seus cabelos brilhantes e sua pele macia.

Rende 1 dose

1 xícara de leite de soja
1 colher de chá de mel

Aqueça o leite de soja numa chaleira. Adoce com mel a gosto. Beba uma vez por dia durante uma semana e observe a diferença na força e colorido de suas unhas.

Sopa de feijão-soja preto (yin/yang)

Se você sofre de artrite, sem dúvida quererá degustar esta maravilhosa sopa. O feijão-soja preto aumenta a circulação do sangue e de outros fluidos orgânicos, ajudando a aliviar o inchaço e a dor articular associados à artrite. O feijão e o peixe também nutrem os rins, estimulando o fluxo de chi pelo corpo.

Rende de 4 a 6 pratos principais

1 xícara de feijão-soja preto, lavado e posto de molho em água durante a noite, em tigela tampada (ver Nota)
1/2 quilo de filé de carpa ou perca, cortado em cubos de 3 cm
250g de lombo ou carne magra de porco assada, sem osso e cortada em cubos de 3cm
2 talos de aipo, cortados diagonalmente em peças de 1,5 cm
1 cenoura grande, descascada e cortada diagonalmente em peças de 1,5cm.
6 a 8 dentes de alho, descascados e esmagados
1 cebola média, cortada em 8 rodelas
1 maço de salsa, picadinha
1 pedaço de 4cm de gengibre, descascado e picado em 3 peças
2 colheres de sopa de molho de soja

Coloque todos os ingredientes numa panela. Ferva, mexendo ocasionalmente para misturá-los bem e evitar que se queimem. Reduza o fogo e tampe; cozinhe em fogo médio por 1 1/2 hora ou até que o feijão fique macio, e a carne de porco, no ponto. Mexa de vez em quando para não queimar.

Nota: O feijão-soja preto, seco, é encontrado na maioria das casas de produtos naturais. Se não o encontrar, poderá substituí-lo por qualquer outro feijão preto e seco.

Fritada verde e dourada (yin/yang)

Os vegetarianos apreciarão este prato principal colorido, extremamente nutritivo para os sistemas orgânicos e que beneficiará suas mãos e pés. Você se acostumará a servir sempre esta fritada fácil de preparar.

Rende de 2 a 4 pratos principais

2 colheres de sopa de óleo vegetal refinado
3 a 5 dentes de alho, descascados e picados
2 xícaras de flores de brócolos
1 cenoura grande ou 2 médias, em pedacinhos

4 a 6 cebolinhas, em pedaços de 3cm
8 a 10 cogumelos, em fatias bem finas
1 xícara de ervilha ou vagem, sem os pedúnculos
2 colheres de sopa de mel
3 colheres de sopa de molho de soja

Aqueça o óleo numa frigideira; frite rapidamente o alho até dourar. Acrescente os brócolos e frite por 1 minuto. Junte a cenoura, as cebolinhas, os cogumelos, a ervilha ou vagem. Deixe fritar levemente por 1 ou 2 minutos. Acrescente 1/4 de xícara de água, reduza o fogo e tampe a frigideira (de 2 a 4 minutos ou até que os ingredientes fiquem tenros). Deite mel e molho de soja, misturando bem. Sirva como cobertura de arroz, se desejar.

Sopa de coco e camarão (yin/yang)

Eis um prato para apreciadores, feito com ingredientes saudáveis! Esta sopa delicadamente aromatizada proporciona unhas fortes e resistentes — sobretudo graças ao camarão e à suã.

Rende 4 pratos principais

250g de camarão, limpo e sem nervuras (reserve as cascas)
150g de suã
1 xícara de polpa de coco, de preferência fresca, cortada em cubos de 3cm
1 pedaço de gengibre de 4cm, descascado e cortado em 3 peças
1/2 xícara de salsa chinesa, picadinha
1 cenoura pequena, descascada e em tiras
4 a 6 dentes de alho, descascados e picados
Suco de 1 limão
Sal e pimenta a gosto
1 colher de chá de óleo de gergelim tostado (opcional)

Se utilizar um camarão grande, corte-o em dois no sentido longitudinal. Coloque-o numa travessa, cubra-o com plástico e deixe-o no refrigerador até o momento do preparo. Cozinhe as cascas de camarão com 8 xícaras de água, em fogo médio, por dez minutos. Despreze as cascas.

Lave a suã e disponha-a em camada única numa assadeira. Leve ao forno alto por 10 minutos, para desgrudar o excesso de gordura dos ossos.

Retire a gordura dos ossos e ponha-os na sopa. Acrescente a polpa de coco, o gengibre, a salsa, a cenoura e o alho. Tampe e ponha em fogo médio. Cozinhe por 30 minutos, mexendo de vez em quando. Acrescente o camarão. Cozinhe por mais 5 ou 10 minutos, até o camarão ficar rosado e firme. Pingue limão. Tempere com sal, pimenta e óleo de gergelim, se desejar.

8
OLHOS PARA A BELEZA

CUIDE DE SEUS OLHOS

Reza um antigo provérbio: "Os olhos refletem a luz interior; o olhar reflete a alma." Isso é verdadeiro em *todas* as culturas. Os olhos da mulher são considerados o reflexo real de sua harmonia e beleza interiores. De todos os nossos traços, os olhos são os mais expressivos.

Não é de admirar, pois, que como um todo as mulheres gastem pequenas fortunas, todos os anos, com rímel, sombras e delineadores, para não falar dos cremes milagrosos que prometem remover os pés-de-galinha e firmar a pele ao redor dos olhos. Mas quando esse "gênio da lâmpada" não cumpre as suas promessas, corremos a gastar uma fortuna ainda maior com o cirurgião plástico, a fim de reparar os males causados pela vida e pela idade. Tudo isso se estampa em nossos olhos; mas raramente paramos para pensar a respeito da *saúde* deles.

Como modelo, tenho de admitir: amo a maquilagem. Cremes, vapores, máscaras de tratamento e massagens não apenas me fazem sentir melhor como me deixam mais saudável. Sei que esse gosto pela mais feminina das atividades influenciou minha decisão de desenvolver produtos e programas que acabaram se transformando em meu spa. Infelizmente, usar a maquilagem certa e produtos para melhorar a aparência da pele não basta.

Ao custo de repetir-me, insisto mais uma vez em que o bem-estar interior tem tudo a ver com a beleza, inclusive a beleza e saúde dos olhos. Como dissemos na página 29, os traços de nosso rosto contam a história do que está acontecendo dentro de nós.

A SABEDORIA TRADICIONAL

A bem dizer desde os primórdios dos tempos, os herbanários chineses associaram a aparência e o estado dos olhos ao funcionamento do fígado, afirmando que o *chi* desse órgão nutre os olhos. Dizem os acupunturistas que o meridiano do fígado passa diretamente pelos olhos e, diretamente, afeta sua condição. Como você viu pelo quadro da página 38, tanto o fígado quanto os olhos relacionam-se com o elemento madeira. Os médicos ocidentais sabem que a icterícia — quando o branco dos olhos fica amarelado, assim como a pele — pode ser atribuída ao mau funcionamento do fígado.

Na maioria dos casos, os problemas que afetam os nossos olhos resultam diretamente, ou de um *chi* yang excessivo ou de uma nutrição deficiente do corpo, sobretudo no fígado. Os males mais comuns dos olhos são inflamação, vermelhidão, pressão excessiva e inchaço das pálpebras. Além do mau funcionamento e desequilíbrio interno, o estresse pode afetar, em definitivo, os nossos olhos, criando rugas e pés-de-galinha. Um *chi* enfraquecido nos rins e fígado interrompe a função desses órgãos vitais, o que pode resultar em olheiras.

Experimente as seguintes técnicas de acupressão para aliviar a tensão dos olhos e, conseqüentemente, as dores de cabeça.

- Massageie suavemente os pontos de acupressão dos dois lados da parte superior do nariz, perto dos olhos. Você já deve ter percebido que costuma fazer isso inconscientemente, quando seus olhos estão cansados. Eis um exemplo simples de como o corpo, sensível às próprias necessidades, orienta a nossa intuição para receber aquilo de que necessita.
- Esfregue delicadamente os pontos de acupressão entre as sobrancelhas (o "terceiro olho"), as têmporas e os dois lados da espinha, na base do crânio. Você identificará facilmente esses pontos, pois eles são mais macios ao toque. Faça pressão constante e movimente os dedos em pequenos círculos.
- Pressione o polegar e o indicador de uma das mãos contra a saliência carnosa entre o polegar e o indicador da outra — saberá que atingiu a área certa porque ela é mais macia ao toque. Faça pressão firme e mantenha-a por vários segundos, repetindo em seguida o processo com a outra mão.

Existem pontos vitais de acupuntura que estimulam o fluxo de *chi* ao longo do corpo e liberam as endorfinas que aliviam a dor. Você poderá usar uma gota de óleo aromático — de rosa ou alfazema, por exemplo — ou um óleo de massagem para pressionar esses pontos. Como alguns dos óleos de massagem têm cânfora em sua fórmula, evite usá-los muito perto dos olhos. Eles aceleram o *chi* pelo corpo inteiro, eliminando a energia do vento, que pode causar tensão e dores de cabeça.

O PODER DOS ALIMENTOS PARA MELHORAR NOSSOS OLHOS

Sempre que houver *algo de errado* com os olhos, ficaremos menos bonitas. E será preciso muito mais que uma nova sombra ou delineador para corrigir o problema. Comece por alimentar o seu corpo. Isso equilibrará o fígado, os rins e a vesícula. Graças à dieta, poderemos fazer muito para melhorar a saúde dos olhos.

Reduza as gorduras em sua dieta e limite o consumo de álcool, para eliminar o estresse do fígado e estimular o fluxo de *chi*. Você reduzirá também o estresse do fígado, fortalecendo-o juntamente com a vesícula, se tomar quatro ou cinco refeições *pequenas* ao dia. Não coma antes de dormir, para dar a esses órgãos algumas horas de descanso e permitir que se regenerem. Adote o maior número possível de alimentos da lista que se segue, pois eles podem tornar os seus olhos saudáveis.

ALIMENTOS QUE DÃO SAÚDE AOS OLHOS

Frutas e castanhas: maçã, amora-preta, tâmara, figo, toronja, uva, limão, melão, laranja, mamão, pêra, abacaxi, ameixa, tâmara chinesa preta ou vermelha, tangerina.
Legumes e verduras: feijão-azúki, broto de feijão, bulbo e talo de beterraba, melão-amargo (pepino-do-mato), brócolos, cenoura, aipo, chicória, pepino, dente-de-leão verde, alho, gengibre, vagem, lentilha, feijão-preto, feijão-de-lima, raiz de lótus, plúmula de lótus (broto verde na semente), cebola, espinafre, ervilhas secas, castanha-d'água, agrião.
Cereais e sementes: cevada, sementes pretas de gergelim, arroz integral, painço, arroz-doce, germe de trigo, farelo de trigo, cereais integrais.
Proteínas: mariscos, peixes de carne branca e magra (bacalhau, hadoque, linguado, bacalhau novo), tofu.
Ervas: canela em casca, flores de crisântemo, flores de madressilva, raiz de alcaçuz, chá *Oolong*, urtiga, hortelã-pimenta, uva-do-mato.

ALIMENTOS A EVITAR

Pimenta-do-reino ou branca, queijo e outros laticínios, sementes de mostarda, anis-estrelado, açúcar refinado, doces e refrigerantes.

CONVERSA ÍNTIMA

O inchaço ao redor dos olhos é sinal de que você anda fazendo alguma coisa errada. Quando eu trabalhava como modelo em tempo integral e voava pelo mundo todo, aprendi alguns truques para resolver esse problema. O mais simples é deitar de costas por dez minutos, com uma rodela de pepino sobre cada olho. Muitos artistas da maquilagem aplicam compressas antes de operar seus milagres com pós e tonificantes para tornar o inchaço invisível diante das câmeras ou na passarela.

Aqui vão outras medidas para reduzir as "bolsas" ao redor dos olhos.

- Reduza a ingestão de água e de outros líquidos à noite, para ajudar a reduzir o inchaço dos olhos. Sim, a água é importantíssima para a saúde geral e a beleza, mas é melhor bebê-la durante o dia.
- Durma com um travesseiro grande e fofo. Embora todos os tipos de travesseiro funcionem — firmes, de consistência média ou macios —, eu prefiro um bastante fofo, de penas. Muitas pessoas gostam de travesseiros de espuma, outras de um tipo mais firme e compacto. Em geral, os travesseiros mais caros são os melhores. Acredite em mim: o travesseiro correto vale o dinheiro gasto. Nada melhor que um bom sono, por isso convém escolher cuidadosamente o travesseiro a comprar. Afinal de contas, gastamos mais de um terço de nossas vidas dormindo, razão pela qual o lugar onde pousamos a cabeça é muito importante.
- Prepare uma xícara de chá verde ou de crisântemo, deixe-o esfriar, embeba com ele bolas de algodão e aplique-as aos olhos. Tanto o chá verde quanto o de crisântemo ajudam a repousar os olhos e a reduzir o inchaço.

Lembro-me de algumas coisas que mamãe sempre fazia para garantir um despertar tranqüilo e descontraído... e sem "bolsas". Dessas medidas, a minha favorita — e, talvez, a mais eficaz — é o travesseiro de ervas. Os travesseiros de ervas têm sido usados na China há séculos e eu os recomendo entusiasticamente!

Eis como fabricar o seu:

Travesseiro de flor de crisântemo

Essas flores aromáticas são famosas por dar energia ao fígado, estimulando o fluxo de chi. *Sabe-se também que o crisântemo melhora a vista, elimina o inchaço ao redor dos olhos, combate a visão turva e ainda abaixa a pressão sanguínea! Você despertará de cabeça leve e olhos claros. Poderá fazer o travesseiro, se desejar, com folhas de chá Oolong. Esse chá aromático clareia os olhos, intensifica o sono, desanuvia o cérebro e cura até ressaca. Recomendo-o insistentemente para quem está sob pesado estresse. Ele lhe permitirá descansar bastante com poucas horas de sono.*

Basta para 1 travesseiro

1/2 quilo de pétalas secas de crisântemo (ver Nota)
2 capas pequenas (25 × 30cm) de travesseiro ou 1 capa e 1 fronha

Examine bem as pétalas para eliminar os pedúnculos e desgrudá-las. Coloque-as dentro de uma capa limpa. Afofe-as para dar uniformidade ao volume (não use pétalas demais, do contrário o travesseiro ficará muito duro). Costure a capa ou corra o zíper. Ponha o travesseiro numa fronha lavável.

Ao escolher o revestimento, prefira algodão resistente e de trama fina (você não quererá que pedaços de pétalas escapem e se espalhem pela cama). A cada dois ou três meses, abra a capa, remova as flores e substitua-as. Use uma capa limpa.

Você poderá colocar esse travesseiro por cima de seu travesseiro "de verdade" ou enrolá-lo para usar sob a nuca. Ao fazer a cama, deixe o travesseiro sob as cobertas para preservar-lhe o aroma.

Nota: As pétalas secas de crisântemo estão disponíveis em lojas de ervas e produtos naturais.

ALIMENTOS PARA SEUS OLHOS

Um dos melhores alimentos para desintoxicar o fígado e reequilibrar o *chi* é o melão-amargo (também conhecido como pepino-do-mato). Pode ser encontrado em qualquer mercado chinês e, cada vez mais, em casas de produtos vegetais para *gourmets*. É bastante amargo e talvez exija uma adaptação do paladar. Pessoalmente, aprecio-o muito, mas em geral minhas amigas ocidentais — e até mesmo chinesas! — nem tanto. Para eliminar seu gosto amargo, lave-o, corte-o em fatias e mergulhe-o em água fervente por dois minutos. Escorra e ponha em água fria. Escorra novamente e coloque numa travessa. Polvilhe sal sobre as fatias e espere uns quinze minutos. Lave em água fria para remover o sal e seque em toalha de papel.

Você poderá usar o melão-amargo em saladas, sopas ou no prato popular da página 154, "Melão-amargo e carne com molho de feijão-preto".

Se não gostar do melão amargo, o pepino comum ajudará também a melhorar seus olhos, pois ele desintoxica o fígado da mesma maneira. Lembre-se: o fígado "governa" os olhos, de modo que os alimentos e ervas bons para o fígado serão igualmente bons para os olhos.

A fim de remover o óleo do pepino, que o torna difícil de digerir para algumas pessoas, descasque-o e corte-o em fatias, depositando-o numa travessa. Cubra as fatias com cubos de gelo e, sobre estes, polvilhe 1/4 de xícara de sal. Depois de quinze minutos, retire o gelo e a água; lave as fatias em água fria para remover o que restou do sal. Seque-as em toalha de papel e utilize-as em saladas, sopas ou qualquer outro prato que quiser.

RECEITAS PARA OLHOS SADIOS

Banho de flores de crisântemo para os olhos (yin)

As flores de crisântemo são valorizadas por suas propriedades anti-sépticas e são usadas para proporcionar energia refrescante que não apenas alivia a inflamação e reduz o inchaço como clareia os olhos congestionados por excesso de álcool ou fumaça. Você poderá também beber o líquido dourado como chá. Nesse caso, basta acrescentar um pouquinho de mel e degustá-lo.

Rende 3 tratamentos

3 colheres de sopa de flores secas de crisântemo (ver Nota)

Ferva 3 xícaras de água. Junte as flores de crisântemo e mexa para distribuí-las por todo o líquido. Ponha em fogo médio e deixe ferver até que a água se reduza a 2 xícaras.

Deixe amornar. Despeje 1 xícara num pires e guarde o restante num frasco para uso futuro. Em refrigerador, conservar-se-á por uma semana.

Modo de usar: com conta-gotas ou bolinhas de algodão, molhe os olhos por 2 ou 3 minutos. Não reutilize o líquido usado.

Nota: Você poderá substituir as flores de crisântemo por flores de madressilva. Ambas são encontradas em casas de ervas e produtos naturais.

Leite de pó de pérolas (yin)

O pó de pérolas pode ser uma coisa exótica para você, mas, para a maioria das mulheres asiáticas, é um dos itens da sacolinha mágica da beleza. E o pó de pérolas é feito de pérolas trituradas mesmo! Essa bebida espumante nutre tanto os olhos quanto a pele. É especialmente indicada para quem apresenta secreção excessiva nos cantos dos olhos. E é também uma agradável bebida para se tomar antes de ir para a cama.

Rende 1 dose

250ml de leite quente
1/4 de colher de chá de pó de pérolas (ver Nota)
Mel a gosto

Ponha o leite e o pó de pérolas num copo e mexa bem. Acrescente mel a gosto.

Nota: O pó de pérolas pode ser encontrado em mercearias asiáticas e algumas casas de produtos naturais.

Melão-amargo e carne com molho de feijão-preto (yin/yang)

Muito popular na China, este prato de gosto marcante reduz a energia quente do corpo, especialmente do fígado. Utiliza um desintoxicante bastante conhecido, o melão-amargo, a fim de estimular o fluxo de chi *para esse órgão. Excelente recurso para aguçar a vista, é recomendado a pessoas que sofrem de problemas digestivos.*

Rende 4 pratos principais

1 melão-amargo de tamanho médio (ver Nota), cortado ao meio no sentido longitudinal, sem sementes e picado em fatias de 1cm.
2 colheres de sopa de sal
3 colheres de sopa de óleo vegetal
3 ou 4 dentes de alho, descascados e esmagados
3 colheres de sopa de feijão-preto fermentado (ver Nota)
2 colheres de sopa de farinha de trigo
1/2 quilo de carne magra, cortada em bifes de 3 cm de espessura
2 colheres de sopa de xerez seco
3 cebolinhas, picadas em pedaços de 5cm
2 colheres de sopa de molho de soja
1 colher de sopa de maisena

Ferva 2 colheres de água. Mergulhe nela as fatias de melão por 1 minuto. Escorra. Polvilhe com sal e mexa para que o sal penetre uniformemente. Deixe por 15 minutos e lave em água fria para retirar o excesso de sal. Escorra e reserve.

Aqueça 1 colher de sopa de óleo numa frigideira, em fogo alto. Frite ligeiramente o alho e o feijão-preto fermentado. Polvilhe a farinha sobre os bifes até cobri-los. Ponha 2 colheres de óleo na frigideira e frite a carne (de 2 a 5 minutos) até que doure. Acrescente o *xerez* e mantenha no fogo por mais 1 minuto. Junte o melão e as cebolinhas; misture bem.

Junte o molho de soja e 1/4 de xícara de água. Reduza o fogo e continue a cozinhar.

Dissolva a maisena em 2 colheres de sopa de água e despeje na mistura. Mexa para misturar bem. Quando o molho engrossar, apague o fogo e sirva imediatamente.

Se desejar, sirva como cobertura de arroz.

Nota: Você poderá usar 1 pepino grande descascado, sem sementes e cortado em tiras, caso não encontre o melão-amargo (disponível em mercearias asiáticas e algumas casas especializadas). O feijão-preto fermentado é vendido em mercearias asiáticas e casas de produtos naturais.

Cozido de carne de porco e inhame chinês (yin/yang)

Este prato maravilhoso ajuda a clarear os olhos e a fortalecer o fígado, o baço e o estômago. De fato, segundo o pensamento chinês, ele alimenta o corpo como um todo e estimula a mente. Tanto o inhame chinês quanto as uvas-do-mato melhoram a função dos rins e do fígado, o que faz deles dois dos ingredientes mais utilizados nos lares chineses.

Rende 4 pratos principais

2 colheres de sopa de uvas-do-mato secas, deixadas de molho em água por 5 minutos e escorrida.
250g de lombo de porco, cortado em tiras de 3cm
2 pedaços médios de inhame chinês seco (ver Nota)
3/4 de xícara de arroz
1 pedaço de gengibre de 3cm, descascado e cortado ao meio
1/2 xícara de cebolinhas picadas
1 colher de sopa de molho de soja
Sal e pimenta a gosto

Ferva 6 xícaras de água com as uvas-do-mato, a carne de porco, o inhame seco, o arroz e o gengibre. Ponha em fogo médio e deixe cozinhar por 25 minutos. Acrescente a cebolinha picada e misture. Junte o molho de soja e deixe ferver novamente por 5 minutos. Tempere com sal e pimenta a gosto.

Nota: O inhame chinês seco, conhecido como *shanyao*, é vendido em casas de ervas e mercados asiáticos a peso. Ao contrário da batata-doce e do inhame comum, esse tubérculo é branco.

Sopa de frango, cenoura e uva-do-mato (yin/yang)

A uva-do-mato e a cenoura são provavelmente os alimentos mais importantes que podemos ingerir para melhorar a condição de nossos olhos. E sabemos que a carne de frango não apenas é saborosa como constitui um bálsamo natural para o estômago. Esta sopa é uma das favoritas de minha família, a qualquer hora do dia. Não tenho dúvidas de que você também a apreciará.

Rende de 4 a 6 pratos principais

1 frango de 800g a 1,20kg ou 4 peitos inteiros
2 cenouras médias, descascadas e cortadas em pedaços de 3 cm
1 cebola grande, picada
6 a 8 dentes de alho, descascados e esmagados
1 pedaço de gengibre de 3cm, descascado e cortado ao meio
3 colheres de sopa de uvas-do-mato secas (ver Nota)
2 colheres de sopa de molho de soja
Sal e pimenta a gosto

Retire a pele do frango e corte-o em pedaços de 3cm. Remova a carne dos ossos, se preferir (saiba que, quando cozido com os ossos, é mais nutritivo).

Coloque o frango, as cenouras, a cebola, o alho, o gengibre e as uvas-do-mato numa panela grande. Cubra com água (6 a 8 copos) de modo a submergir todos os ingredientes. Ferva, ponha em fogo médio e tampe. Cozinhe por um período de 45 minutos a 1 hora, até que a carne do frango fique tenra. Acrescente o molho de soja, sal e pimenta a gosto. Misture bem.

Nota: As uvas-do-mato secas são encontradas em mercearias asiáticas e casas de produtos naturais.

Sopa de fígado de porco com legumes (yin)

A comprida lista de ingredientes esconde o fato de que esta é uma sopa muito fácil de preparar. Excepcionalmente deliciosa, está entre as sopas mais nutritivas que você poderá fazer. O fígado e o alho operam maravilhas para os olhos.

Rende 4 pratos principais

Tempero
1/2 colher de chá de açúcar
1 colher de chá de óleo de gergelim
1 colher de sopa de molho de soja
1 colher de sopa de maisena

200g de lombo de porco, em fatias finas
200g de fígado de porco, em fatias finas
3 colheres de chá de óleo vegetal
2 dentes de alho, descascados e esmagados
1 pedaço de gengibre de 5cm, descascado e fatiado
400g de espinafre lavado e sem os pedúnculos
Sal a gosto

Misture os temperos numa tigela. Acrescente a carne e o fígado de porco, mexendo bem para que absorvam o molho. Tampe e reserve.

Leve ao fogo uma panela grande, acrescente o óleo e frite o alho e o gengibre por 2 minutos. Despeje 6 xícaras de água e deixe ferver. Junte a carne e o fígado de porco; deixe cozinhar em fogo alto por um período de 10 a 12 minutos, até obter um cozimento homogêneo. Junte o espinafre e continue a cozinhar por mais 5 minutos. Polvilhe sal a gosto.

9
MAQUILAGEM

CORES E CUIDADOS PARA UM QUADRO PERFEITO

Agora, você provavelmente percebeu que O *Tao da Beleza* não é o seu livro de beleza tradicional. Certamente partilhei alguns dos segredos que aprendi como modelo e proprietária de spa, mas não é isso o que importa. O importante é que a sua beleza já esteja dentro de você; os cosméticos são apenas um modo de realçar essa beleza.

O Tao da beleza não consiste em reunir pilhas de produtos, mas em encontrar o visual que lhe caia melhor. Não significa que, quanto mais cosméticos você possuir ou usar, mais bonita ficará. A melhor maneira é ter, em primeiro lugar, uma pele bonita, corada. Isso, como examinamos no Capítulo 5, se realiza de dentro para fora, e para tanto é imprescindível que todo o corpo esteja em harmonia. Os sistemas do corpo — especialmente o fígado e os rins — devem gozar de boa e vibrante saúde para que a sua beleza natural se manifeste.

Embora a tradicional teoria chinesa segundo a qual saúde é beleza e vice-versa seja válida, isso não significa que não precisemos de um pouco de ajuda para aperfeiçoar o nosso visual.

Não conheço uma só mulher, independentemente de sua cultura, que não tenha brincado com a maquilagem de sua mãe quando criança. Isso deve ter alguma coisa a ver com os seus genes femininos. Mesmo agora, depois de anos como modelo e profissional da beleza, ainda gosto da maquilagem por causa da maneira com que ela pode elevar o meu moral, e mais ainda — por que não confessar? — pela auto-segurança que um pouco de vaidade proporciona.

Curiosamente, porém, meu atual estojo de cosméticos é apenas uma fração daquele que você poderia esperar de uma modelo ou dona de spa. Reduzi a minha sacolinha mágica a um conjunto básico de produtos que trabalham para mim. Você pode simplificar a sua vida jogando fora todos os seus cosméticos irrelevantes, especialmente qualquer coisa que tenha mais de um ano. Se você não usa um produto de beleza há um ano, por certo não irá acordar uma bela manhã e começar a usá-lo de repente. Além disso, os conservantes e estabilizantes da maioria dos produtos de beleza só são ativos durante certo tempo depois de aberto o produto. Jogue-o fora. Já.

O QUE É BOM PARA VOCÊ?

Uma vez encontrados os produtos de beleza básicos que lhe são mais apropriados, você começará a desenvolver uma rotina de beleza que poderá adotar agora e durante anos a fio. Acho que a maioria das mulheres gasta muito dinheiro comprando produtos de beleza por razões errôneas: o produto está na moda, ou é um bom negócio, ou, mais provavelmente, a vendedora o recomendou. Vou lhe mostrar como comprar produtos de beleza por razões *corretas*.

Em meus primeiros tempos de modelo, quando eu estava no fim da adolescência, pensava que podia usar apenas certas cores. Bem, minha experiência de modelo mostrou-me que eu estava errada! Esteticistas e estilistas da moda observaram que eu podia usar qualquer cor do arco-íris. Embora tenha havido exceções — amarelo e laranja muito brilhantes; sombras muito pálidas de amarelo, azul ou verde; cinza, especialmente nas faces —, a maioria ficava ótima. Claro, devo admitir que algumas cores eram muito melhores do que outras.

A chave para selecionar com sucesso as cores da maquilagem consiste em identificar o grupo cromático que mais convém ao tom de sua pele e à cor dos seus olhos e cabelos. O mais importante em matéria de cosméticos é compreender os dois grupos de famílias de cores cosméticas: a família fria ou azul/rosa, as cores yin, e a família quente ou amarelo-dourado, as cores yang. Esses dois grupos situam-se em extremos opostos do espectro, com o neutro no meio. Lembre-se da escola primária, quando você aprendia sobre a roda cromática: amarelo de um lado, azul do outro, vermelho no meio.

Toda cor tem o seu aspecto yin/frio e yang/quente. Tome o vermelho, por exemplo. O vermelho misturado com um pouco de azul — framboesa, malva, rosa — está do lado yin ou frio. Já o vermelho misturado com um pouco de amarelo — tijolo, coral, pêssego, etc. — está do lado yang ou quente. O amarelo puro, primário, sem nada mais, nesse caso pode ser chamado de neutro — no meio. Antes que eu a confunda por completo, deixe-me fornecer-lhe um vocabulário cromático:

- *Cor* é a pigmentação ou a tonalidade de um objeto. Vermelho. Castanho.
- *Sombra* é o grau de obscuridade ou brilho dessa cor. Azul-claro. Cinza-escuro.
- *Tom* é a qualidade dessa cor. Verde com um subtom amarelo.

Quando usamos esses termos para descrever a maquilagem, a cor é relativamente óbvia — vermelho, azul, verde, preto, etc. Sombra e tonalidade são um pouco menos óbvias. Uma sombra de vermelho poderia ser o vermelho-escuro ou profundo ou o rosa, enquanto a tonalidade geralmente se refere a outras cores que atuam sobre a cor principal.

Uma de minhas amigas tem a pele tirante a oliva, e quando ela usa batom laranja o subtom verde de sua pele torna-se pronunciado, conferindo-lhe um aspecto doentio.

Outra amiga tem o cabelo de um vermelho tão escuro quanto um *setter* irlandês e pele de tom azul-porcelana. Ela tem gavetas cheias de batons, *blushes* e sombras que lhe dão uma aparência enfermiça. Finalmente ela aprendeu a defender o seu território e passou a insistir em cores frias, yin, que *complementam* o tom azulado de sua pele em vez de lutar contra ele. Até então, as vendedoras de produtos de beleza lhe empurravam cores quentes, yang — pêssego, laranja e ferrugem —, as cores mais freqüentemente associadas com o cabelo vermelho, que lhe davam um aspecto rígido e mesmo berrante contra a sua pele branco-azulada. "Foi uma lição que custou muito caro", confidenciou-me ela. Claro, nem todas as ruivas são como ela. Conheço uma ruiva com subtons dourados ou cor-de-pêssego na pele e que fica fantástica quando usa tons ferrugem, laranja e castanho.

Tenho uma cliente que, como a minha amiga, apresenta muitos subtons em sua pele bege-creme. Sua maior queixa é que quase todo batom que ela usa torna-se púrpura ou castanho-esverdeado. Ela agora neutraliza essa tonalidade azul usando uma base opaca, aplicando-a ao contorno do couro cabeludo, descendo ligeiramente até o pescoço e depois cobrindo os lábios para lhes dar um tom claro. Agora, quando ela aplica o seu batom, a cor parece perfeita.

Lembre-se: as cores cosméticas parecem diferentes em cada uma de nós, particularmente no caso dos batons, em virtude da pigmentação dos lábios.

O quadro a seguir compara os aspectos frios e quentes de várias cores comuns usadas em maquilagem. De início você poderá ver semelhanças, mas preste mais atenção. Um rosa-claro e um pêssego delicado, ou um turquesa e um jade, à primeira vista podem parecer a mesma coisa; todavia, o rosa e o turquesa têm propriedades nitidamente frias, enquanto o pêssego e o jade apresentam tons decididamente quentes.

CORES FRIAS E CORES QUENTES

CORES FRIAS (YIN)	CORES QUENTES (YANG)
Vermelho-cereja	Vermelho-tijolo
Púrpura	Magenta
Rosa	Pêssego
Azul-bebê	Água
Turquesa	Jade
Amarelo-limão	Banana
Verde-floresta/Verde-escuro espruce	Relva/Lima
Branco	Marfim
Cinza	Bege

As cores e os subtons da pele podem também ser estudados no contexto da frieza, do calor e do equilíbrio. O quadro a seguir compara tons de pele com um espectro de cores cosméticas.

TOM DA PELE E ESPECTROS CROMÁTICOS COSMÉTICOS

YIN/FRIO	EQUILIBRADO	YANG/QUENTE
	Cores de pele	
Branco	Neutro/Moreno	Pêssego
Púrpura/Preto	Castanho-médio	Castanho-dourado
	Subtons	
Azul	Neutro	Pêssego
Verde	Neutro	Amarelo
	Cores de maquilagem	

Azul → Púrpura → Magenta → Rosa → **Vermelho** ← Castanho ← Tijolo ← Laranja ← Amarelo

DESENVOLVA A SUA PRÓPRIA ROTINA DE BELEZA

O primeiro passo para você estabelecer sua linha de maquilagem é determinar a família de cores básica mais apropriada ao seu perfil. Não escolherei uma estação do ano, uma obscura paleta cromática ou qualquer outro sistema complicado, esquemático; prefiro ater-me à simplicidade.

Ao longo dos anos, tenho certeza de que passei por mais análises cromáticas esdrúxulas do que qualquer outra mulher neste planeta. É precisamente por isso que, ao formular minha própria linha de cores e cosméticos para o meu spa, fiz questão de evitar sistemas de classificação complicados ou arbitrários. Prepare-se, pois, para conhecer o mais claro e conciso perfil cromático e cosmético.

Como mostram os quadros da página 161, cada cor — como tudo o mais — tem um aspecto yin e um aspecto yang, os extremos opostos do mesmo espectro. As cores yin são tons azulados, frios, derivados da cor azul que envolve a lua à meia-noite. As cores yang procedem do amarelo do sol. Essa bela, e para mim extremamente lírica, dicotomia cromática natural é encontrada no meio por toda uma família de sombras neutras, incluindo o branco, o cinza-amarelado, o bege e outros tons claros.

DETERMINE AS SUAS CORES

Como determinar se a sua família cromática essencial é yin ou yang? A forma mais segura é analisar o tom de sua pele e a cor dos seus olhos ou cabelos. O subtom principal de sua pele é rosa ou azul? Se assim for, você é um yin frio. Por outro lado, se a sua pele é amarela ou oliva, o mais provável é que você seja um yang quente.

Se ainda não tem certeza sobre qual família cromática ficará mais natural em você, penteie os cabelos para trás e estude o seu rosto num espelho bem-iluminado. Enrole uma toalha branca ao redor do tórax a fim de que nenhuma cor refletida possa influir no que você está vendo. Considere atentamente as *cores* dos seus olhos. (Note o plural.) Espalhados por cada cor de olhos — azul, castanho, castanho-claro ou mesmo lilás —, há deslumbrantes salpicos de ouro, prata e cobre, assim como azul, castanho, vermelho, amarelo e até mesmo verde. Isso lhe oferece uma incrível variedade de cores entre as quais você irá escolher aquela que mais *realçará* os pormenores de sua aparência, em vez de lhes depreciar a beleza.

Uma cliente do nosso salão disse que nunca tinha usado sombras e delineadores porque eles sempre deram aos seus olhos azuis um aspecto opaco e cinzento. Quando lhe perguntei que cores ela usava, disse que eram o cinza-azulado e o azul-ardósia. Não era para menos. Ela estava usando duas sombras ligadas à mesma cor, ambas muito próximas do intenso azul dos seus olhos, daí resultando um rosto desbotado e sem vida. Quando lhe apresentei uma sombra rosa-dourado que captava a rica centelha de ouro que vi nos seus olhos e lhe dei um delineador e uma máscara em cor quente de mogno, seus olhos se encheram de vida. Ficaram simplesmente deslumbrantes. Os tons azul e cinza que ela usara antes estavam demasiado próximos da cor azul primária dos seus olhos, enquanto os tons dourados que lhe recomendei fizeram ressaltar os ricos subtons que lhe realçaram o magnificente azul dos olhos.

Outra maneira de saber qual é a sua família cromática consiste em dar uma olhada no seu guarda-roupa. Nós naturalmente gravitamos em torno das cores que nos dão uma sensação de bem-estar, que sabemos irão ajudar-nos a *parecer* que estamos bem, e por isso você provavelmente tem um guarda-roupa de cores lisonjeiras. Considerando apenas as roupas que você usa, as cores que deixam você lindamente viva, pergunte: Uso sombras mais frias ou mais quentes? Meu guarda-roupa está cheio de azul-marinho, safira, púrpura — cores frias, yin? Ou há mais roupas de tons castanho-escuro, castanho-claro, laranja e vermelho — cores quentes, yang?

Se você ainda não conseguiu determinar se a sua família cromática é yin ou yang olhando-se ao espelho ou examinando o seu guarda-roupa, vista duas blusas ou dois pedaços de tecido largos o bastante para envolver o seu pescoço e pender na frente dele. Um pode ser branco puro, o outro marfim. Leve-os até o seu rosto, um de cada vez. Se se sentir melhor e parecer mais bonita com um do que com o outro, você saberá qual família cromática é melhor para você. Veja até que ponto o branco tem um tom azul, frio, e até que ponto o marfim/bege tem um tom amarelo, quente.

Se você é como eu, pode ficar satisfeita com qualquer grupo cromático, dependendo da sua disposição ou do seu estado físico. Mas tenha cuidado ao escolher as suas cores. Evite selecionar cores externas em qualquer extremo do espectro. As escolhas cosméticas dependem efetivamente de um estilo de vida individual, dos sentimentos pessoais e do nível de bem-estar. Se você trabalha num restaurante à noite ou atua num campo criativo, deve sentir-se melhor usando cores mais fortes, mais teatrais, ao passo que se o seu dia de trabalho decorre numa livraria ou num escritório conservador você pode sentir-se mais à vontade usando cores mais suaves, mais naturais, neutras.

Embora eu ache que a maioria das mulheres pode usar cores de qualquer família, é definitivamente melhor usar todas as cores frias ou todas as cores quentes ao mesmo tempo. Por exemplo, se você usa um batom coral brilhante, que é quente na sua energia cromática, com um rubro rosado, e depois aplica sombra rubi e cinza, dois matizes yin frios, o resultado é bem ridículo, especialmente se você tiver usado uma base bege-creme.

Se você não está se sentindo o melhor possível, os subtons da sua pele podem ficar mais visíveis do que quando o seu corpo está em equilíbrio e gozando de boa saúde. Uma cliente, Mary, veio ao meu spa não muito tempo depois de ter sofrido uma cirurgia no joelho. Queixava-se de que estava cansada de parecer "desbotada". De fato, sua pele era opaca e sem vida, com um tom amarelo-esverdeado. Discutimos sua saúde em geral, incluindo os medicamentos que estava tomando. Expliquei-lhe que, uma vez que ela gozava de boa saúde, a cor de sua pele provavelmente haveria de mudar, e por isso não deixamos de levar isso em consideração ao selecionar o seu esquema de beleza cromático. Sugeri que esperasse até ficar livre dos medicamentos antes de tomar qualquer decisão relativa à mudança na cor de seu cabelo — que ela quisera fazer — e à paleta de maquilagem. Passadas umas seis semanas, Mary veio ao spa com um sorriso no rosto. "Você tinha razão", disse. "Já não me sinto como se estivesse me transformando num alienígena verde."

À medida que o corpo de Mary sarava e recobrava o equilíbrio, os subtons azulados de sua pele clara já não eram obscurecidos pelo tom ictérico-amarelado causado pelos desequilíbrios de seu fígado. O conhecimento de que tinha uma compleição yin permitiu-lhe criar uma paleta que continha as suas cores e lhe conferia uma beleza variegada.

MAQUILAGEM E CORES

As cores de batom na família fria (yin) têm nomes como cor-de-rosa, rosado, malva, ameixa, rubi, xerez, morango-rosa, framboesa, vinho e magenta. As cores na família quente (yang) têm nomes como pêssego, coral, carmim, moca, cáqui, castanho-avermelhado, *cognac*, puxa-puxa, *cappuccino*, terracota, tijolo, nectarina ou gengibre.

Observe a sombra de sua base favorita, aquela que deixa a sua pele mais atraente. Essa é uma boa maneira de saber se a sua melhor família cromática é yin ou yang. Muitas firmas rotulam os seus produtos com nomes que incluem a indicação "fria" ou "quente". Isso facilita o seu trabalho, porque desse modo você pode saber com toda a certeza se está usando uma base yin ou yang. Quando uma cor básica é correta, ela se mistura facilmente, de modo que não há nenhuma linha drástica de demarcação entre o seu rosto, a linha do cabelo e o pescoço. A cor de sua pele irá complementar a do cabelo e os seus olhos parecerão claros, exibindo uma paleta de aspecto bonito e natural.

Mesmo faltando essa informação específica, o nome de sua cor básica ainda fornece pistas. Ela tem pêssego ou bronze no rótulo? O mais provável é que seja yang. Inversamente, se ela tem rosa ou cor-de-rosa no rótulo, é yin.

Mas não pare aí. Certifique-se de que está escolhendo as cores frias ou quentes certas considerando os pontos seguintes.

Com poucas exceções, praticamente qualquer pessoa pode usar qualquer cor. Trata-se de usar as cores dentro daquela qualidade cromática geral que fica melhor em você. Por exemplo, no caso do vermelho uma mulher fria (yin) fica melhor com sombras framboesa ou melancia — vermelhos com tons azuis. Uma mulher quente (yang) fica melhor com uma sombra laranja ou vermelho-tijolo, uma sombra com tom yang.

MAIS CONSIDERAÇÕES SOBRE OS TONS DA PELE

Precisa de mais provas de que é o tom da pele, e não o cabelo, que deve determinar a sua paleta de cosméticos? Então considere estas loiras famosas: Cybill Shepherd é uma clássica loira dourada, de pele amarelada, que fica fabulosa em sombras de damasco, *chartreuse* e amarelo-solar; sua maquilagem cotidiana deve assim estar na família quente. Candice Bergen, por outro lado, também é uma loira escandinava, mas com um tom frio na pele. Ela parece mais suave e bonita em meios-tons azuis e verdes. As cores quentes parecem vibrar na sua pele, enquanto os *blushers* cor-de-rosa e rosado lhe realçam a cor natural das faces.

Depois de tudo isso, há uma interessante dimensão que serve de contraponto às minhas considerações sobre a cor:

- Se você quer ter uma aparência agradável e natural, use cores do seu próprio grupo.
- Se quer criar uma aparência teatral, glamurosa, tem duas opções: sombras mais intensas de seu grupo cromático específico ou sombras do grupo cromático oposto.
- Mais uma vez, procure permanecer na mesma família cromática: base com *blush* yin, cores dos olhos e rímel yin; yang com yang. Como dissemos, misturar os dois é antes vulgar que glamuroso.

Se você escolher a aparência natural ou teatral, mantenha as tonalidades constantes para conseguir resultados bonitos e atraentes.

Quaisquer que sejam as cores que você escolher, procure sempre uma tonalidade pura, clara. Lembra-se daquelas pinturas carregadas, "de discoteca", dos anos 70? Felizmente, essas e outras técnicas radicais são coisas do passado.

A maquilagem atual procura realçar os seus melhores pontos. Tenta pôr em relevo um aspecto de saúde, em vez de querer mudar a forma do seu rosto. O sombreamento e o delineamento podem funcionar em alguns casos — diante de uma câmera de televisão ou para fotos de alta moda. No entanto, sugiro que evite esse visual teatral na vida diária, como o fazem tantos profissionais da beleza. Eles usam paletas, não de cores sazonais de vanguarda, mas de tons neutros básicos, que realçam o que há de melhor no rosto da mulher. Você sabia que 80% das sombras em voga introduzidas anualmente pelas firmas de cosméticos nunca se tornam parte de suas linhas permanentes? Elas devem ajustar-se a um esquema sazonal, baseado nas modas européias, mas são virtualmente impróprias para a nossa vida diária. De fato, a parte do leão nas sombras que eu usava em desfiles e fotos na minha carreira de modelo era francamente teatral. Nunca usei aquelas cores na vida real. Lembre-se: estar na passarela não é o mesmo que estar na rua! Um desfile de moda é um desfile de moda, e não a vida real.

PEÇA AJUDA QUANDO PRECISAR DE AJUDA

Se você ainda precisa de uma pequena assistência profissional nas cores da maquilagem, tente consegui-la... de graça! Qualquer balcão de cosméticos numa loja de departamentos oferece conselhos gratuitos, às vezes chamando especialistas nacionais para demonstrações na própria loja. Passe uma tarde com uma amiga (de preferência que tenha opinião própria e não receie emitir um ponto de vista sincero) e percorra os balcões de produtos de beleza. Salvo especificação em contrário, você pode servir-se dos conselhos de um profissional sem precisar gastar absolutamente nada.

Às vezes um esteticista irá desvendar todo o seu problema olhando para o seu rosto sob uma luz totalmente objetiva... mas cuidado com a sua carteira! Diga ao esteticista que por enquanto deseja comprar apenas um ou dois produtos novos — os de que mais precisa — para experimentá-los em casa. Isso estabelece desde logo que você não se deixará pressionar para comprar mais produtos do que os que quer, precisa ou irá usar.

SUAS NECESSIDADES BÁSICAS DE BELEZA

Muitas das clientes do meu spa solicitam-me um plano de produtos de beleza básicos. Atendo-as com todo o prazer, já que sempre acreditei na simplicidade. Com a maquilagem, o menos pode ser mais. Depois de anos modelando e formulando minha própria linha de produtos de beleza, acredito que os elementos seguintes são tudo o de que uma mulher precisa para mostrar ao mundo um rosto bonito e luminoso.

1. **Uma bolsa de produtos de beleza**. Uma vez que usamos uma bolsa de produtos de beleza todos os dias, compre uma que seja não apenas bonita mas durável. Esse é um item no qual vale a pena gastar um pouquinho de dinheiro, porque os bons produtos duram mais e são muito mais fáceis de usar. Ela poderá fazer você sentir-se inspirada ao abri-la e cuidar de sua própria beleza. Embora eu já tenha visto muitos porta-cosméticos, não os aconselho. Eles se sujam de maneira rápida e inevitável. Atenha-se às bolsas coloridas — com estampas e padrões azul-marinho ou preto clássico.
2. **Uma base excelente**. A base deve combinar com o tom de sua pele o mais perfeitamente possível; tentar corrigir ou mudar o tom de sua pele pode resultar num erro maior. Seu objetivo deve ser sempre o de imitar a sua pele natural da maneira mais perfeita possível. É muito mais fácil comprar esse produto nas lojas de departamentos e farmácias de ponta, porque lá você pode efetivamente experimentar os produtos. O passo mais importante é examinar a sua base à luz natural. Não faça exceção a essa regra, especialmente porque quanto mais elegante a loja, mais atenuada é a iluminação! Um rápido exame lá fo-

ra assegura que a base terminará no seu rosto e não ficará enfurnada no fundo da gaveta de sua vaidade. Note também que se você gosta de se bronzear no verão, precisará de uma sombra ligeiramente mais escura do que a sua base regular para essa época do ano.

Você pode também aproveitar um dos meus novos serviços favoritos: cosméticos preparados pelo cliente. Com um pouquinho mais de dinheiro do que o exigido pelas linhas cosméticas de ponta, você pode ter uma base preparada para o seu tom de pele exato. Já vi esse serviço em boas lojas de departamentos, em cadeias de lojas de cosméticos e mesmo em grandes drogarias.

3. **Sombras para os olhos**. É aqui que muitas mulheres tendem a gastar demais ou a usar apenas uma sombra de um quarteto de sombras para os olhos. Que desperdício! As linhas das perfumarias e das lojas de departamentos oferecem uma ampla variedade de sombras de tonalidade simples ou dupla.

   Falando de um modo geral, duas ou três cores são tudo o de que uma mulher necessita. Elas devem incluir um tom neutro (bege para olhos fundos, cinza-amarelado ou castanho-escuro para olhos proeminentes) e podem ser usadas para realçar a parte inferior das sobrancelhas. Se quiser acrescentar tons complementares para o sobrecenho, você deve empregar outras cores. Certifique-se sempre de que as cores sejam de seu tipo yang ou ying básico.

   Sugiro que as mulheres yin de tom azulado se atenham às tonalidades cor-de-rosa, vermelhas e azuis, enquanto as yangs de tom amarelado devem optar por corais, castanhos e verdes. Em qualquer caso, escolha sempre as sombras mais neutras e naturais. Use cores da moda e sombras brilhantes para realce ou para simples efeito de *glamour*.

   Também aqui, observe que algumas cores têm primas tanto nos âmbitos frios como nos quentes, sendo o verde um exemplo perfeito. As mulheres yin de pele fria e de olhos azuis, verdes ou castanho-claros podem querer experimentar *aqua* fria ou sombras verdes, enquanto as mulheres yang de pele quente acham horrível o verde-cáqui.

4. ***Blush***. Você necessita de apenas dois. O *blush* deve proporcionar um brilho sadio, natural. Com o *blush*, menos é sempre mais. Ele não deve ter em suas faces o aspecto de uma arte experimental moderna! Considere-o como um meio de realçar a sua beleza, e não como algo que tenha uma personalidade própria.

   Recomendo usar tons de *blush* que complementem as cores do seu batom. Se você é como eu e usa cores de ambas as famílias cromáticas, não as confunda e use cores de uma família na face e batom e sombras para os olhos da outra. Combine os tons do batom e do *blush*.

5. **Batom**. É aqui que eu sou realmente revolucionária. Tudo o de que você precisa é de dois batons mais um tubo de cor aperolada metálica — prata ou ouro. Sejamos francas, quase todas nós usamos apenas uma ou duas cores. Por que ter seis, sete ou mais? Uma deve ser uma sombra natural na sua paleta yin ou yang. A outra deve ser mais escura, de um tom noturno. Já posso vê-la meneando a cabeça: Como pode uma ex-modelo viver com apenas dois batons? É fácil. Posso mudar a cor misturando os dois tubos com a minha escova para os lábios. Ademais, isso faz com que eu os use antes de sair para comprar novas sombras, o que, naturalmente, eu adoro fazer.

   Quanto ao batom especial perolado em prata ou ouro: às vezes eu o misturo no centro dos lábios para deixá-los mais brilhantes e mais cheios. Também o misturo com meus outros batons para uma mudança drástica.

6. **Pó-de-arroz**. Em casa, use pó-de-arroz solto — é mais suave e maravilhosamente sensual — e deixe o pó compacto em sua bolsa para pequenos retoques durante o dia. Recomendo comprar pó-de-arroz de alta qualidade num salão de beleza ou loja de departamentos, não porque sejam melhores do que os produtos da farmácia, mas porque vêm numa mais ampla variedade de sombras. A melhor maneira de selecionar o pó-de-arroz solto é mandar prepará-lo especialmente para você. Esse serviço está se tornando cada vez mais comum, por isso vale a pena dar alguns telefonemas para encontrar uma loja que possa fazer isso.

   Muitas linhas de cosméticos incluem hoje pós que combinam com bases. Em vez de comprar uma sombra clara, média ou escura tradicional, você pode comprar um pó que seja "leve-frio" ou "médio-quente", de modo que ele permanecerá nos limites do seu tipo de pele.

7. **Rímel**. Nunca conserve um tubo de rímel por mais de seis meses. Mesmo que você o tampe firmemente e lave o bastão após o uso, é provável que ele se torne um repositório de bactérias e outros germes. A boa notícia é esta: uma vez que nenhuma mulher deseja mais que um rímel, e esse é um produto que quase todas nós usamos diariamente, um tubo não deve durar mais que três ou quatro meses. O preto é a cor mais popular — e a mais prática. Um tom neutro tem o mesmo efeito.

   Você pode também comprar um rímel preto-castanho, castanho-escuro, castanho, castanho-claro, azul-marinho ou mesmo arco-íris ou cores da moda.

   Use o rímel leve para o dia-a-dia e acrescente uma camada extra para ocasiões especiais.

8. **Lápis.** Você precisa de quatro: um para as sobrancelhas, um para os olhos e um ou dois delineadores para os lábios. Como esses produtos

são básicos, devem estar sempre no seu âmbito cromático básico yin ou yang. Resista à tentação de sair da sua família cromática básica.

Eis uma boa sugestão: há lápis para delinear os lábios, as sobrancelhas e/ou os olhos de produção nacional; assim, não existe absolutamente razão alguma para sair por aí procurando a marca que tenha o "melhor" lápis. Minha única recomentação é evitar algumas das marcas baratas encontradas como "ofertas" em farmácias ou perfumarias. Algumas podem estar muito secas e ferir os seus olhos, ou tão engorduradas que resvalarão para dentro deles.

9. **Apontador de lápis para cosméticos**. Aqui você precisa de um pouquinho de sorte. Às vezes um apontador barato — do tipo com aberturas grandes e pequenas — funciona muito bem. Mas tente vários deles antes de comprar um; você não vai querer um apontador que devore o seu maravilhoso lápis. É importante conseguir um apontador bem-afiado, com uma ponta forte, para que você não arruíne o seu lápis. Não há nenhuma regra rigorosa para isso. Independentemente do lugar onde você compra o apontador, use-o com freqüência. Um lápis bem-apontado é muito mais fácil de controlar e muito mais higiênico do que um lápis embotado e muito usado.
10. **Escovas e outros utensílios de beleza.** Essa é outra área em que você deve ser muito exigente. Amostras grátis, escovas baratas de farmácia e quase todas as escovas que vêm pré-embaladas com *blushers* ou sombras são mais fáceis de evitar. Você não precisa ser uma profissional para ter resultados muito melhores quando opta por utensílios de beleza de alta qualidade.

    Esse é um caso em que o adágio "O bom carpinteiro nunca põe a culpa nas ferramentas" não se aplica! Em se tratando de escovas de beleza, quanto melhor a escova, melhores os resultados.

    Você precisará de cinco escovas de pêlo de pônei ou pêlo de marta numa variedade de tamanhos para uma aplicação suave, de qualidade profissional.

    - Uma escova pequena, firme e pontiaguda para dar contorno aos olhos e dar forma às suas sobrancelhas.
    - Uma escova achatada de tamanho médio para aplicação de sombra nos olhos. Use a borda lateral para efeitos de detalhe e o lado achatado para aplicar a sombra. Esse lado é bom para misturas.
    - Uma escova pequena achatada para a sombra nos olhos. Use-a para maior controle e trabalhos em detalhe.
    - Uma escova *blusher* de tamanho médio.
    - Um escova grande e macia para aplicar o pó-de-arroz.

Uma boa escova merece ser tratada com respeito; assim, não deixe de lavar as suas escovas com freqüência. Recomendo usar um sabonete líquido suave em água quente para dissolver os óleos da pele e da maquilagem. Junte um pouquinho de condicionador para enxaguar. Pressione a água para fora das escovas e use suavemente os dedos para lhes restituir as formas originais.

SUGESTÕES DE BELEZA DE UMA MODELO

- Use um creme para dissimular pequenos problemas ou uma base para os olhos antes de aplicar a sombra. Isso garantirá uma maquilagem mais duradoura.
- Use moderadamente a base e o creme para dissimular, do contrário as linhas e as rugas ficarão mais pronunciadas.
- Escolha um creme para dissimular que seja da mesma cor — ou de cor mais clara — que a sua pele.
- Use pó-de-arroz solto moderadamente, pois ele pode ressecar a pele; se tiver usado base, ele tornará as linhas e as rugas mais visíveis.
- Evite cores muito brilhantes ou perladas. Elas tendem a fazer com que seus olhos pareçam inchados.
- Tenha cuidado ao aplicar o delineador sob os olhos. Linhas escuras e pesadas tendem a lhe dar um aspecto duro ou vulgar, em vez de torná-la bela e sedutora.
- Abra os olhos fazendo uma leve sombra neutra no lado de fora de suas pálpebras superiores ou abaixo das sobrancelhas.
- Evite quaisquer verdes, azuis ou outras cores de sombra que exijam grande habilidade para serem misturadas. As sombras devem realçar os seus olhos e não chamar a atenção para eles.
- Para uma aparência natural e de frescor, selecione cores de sombra e *blush* que estejam próximas da cor e do tom de sua pele; use apenas cores mais escuras ou mais claras, dependendo do modo como irá usá-las.
- Selecione cores que avivem ou animem o tom da pele — tom em bronze-dourado ou rosado, por exemplo. Aplique sempre a maquilagem em movimentos para cima e para fora a fim de obter um efeito mais jovial e animado. Movimentos para baixo produzem um ar cansado ou infeliz.
- Sorria e então passe o *blush* nas "maçãs" do rosto, em suaves movimentos para cima e para fora.
- Para uma "plástica instantânea", aplique um tom mais claro de base sob os olhos e acima das "linhas de riso" embaixo do nariz e ao redor da boca. Em seguida misture base regular para criar um rosto límpido e macio. Use um leve toque de delineador próximo aos cílios para dar a ilu-

são de cílios espessos e depois aplique rímel aos cílios superiores. Segurando o bastão de rímel verticalmente, aplique um pequeno toque aos cílios inferiores (remova os excessos ou massas dos cílios com um pente para cílios ou cotonete).

- Faça com que seus lábios pareçam mais cheios e sensuais passando uma leve camada de batom prata (yin) ou ouro (yang) no centro do lábio inferior.

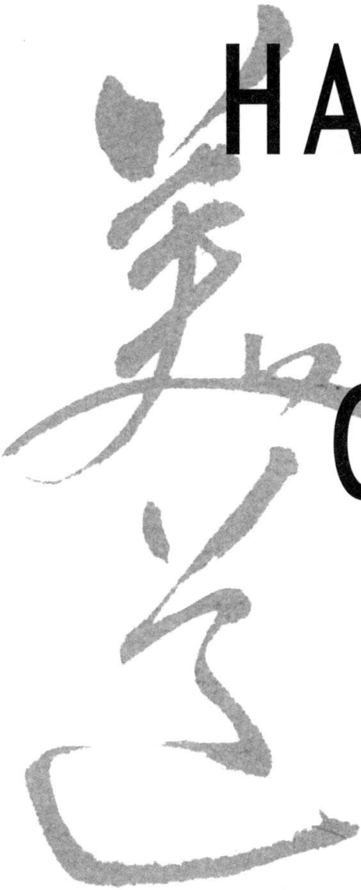

A HARMONIA DO CORPO

10
EXERCÍCIOS PARA ENERGIA

O CHI KUNG MANTÉM VOCÊ JOVEM, SAUDÁVEL E BELA

O exercício é um componente vital de qualquer rotina de beleza, qualquer que seja a sua origem, e é absolutamente essencial para um programa chinês de beleza e bem-estar. Embora eu não insista para que as clientes do meu spa façam todas os mesmos exercícios que eu faço, recomendo enfaticamente um conjunto eficaz de exercícios respiratórios e movimentos correlatos de uma antiga prática chinesa conhecida como *Chi Kung*.

Disciplina de saudáveis exercícios chineses que remonta a 3 mil anos, o *Chi Kung* é praticado em várias formas por pessoas de todas as idades. Você pode assistir à sua prática nos especiais de televisão sobre a China do *National Geographic* — mulheres e homens idosos movendo-se graciosamente em ritmos precisos e harmoniosos. Ele faz parte da cultura chinesa tanto quanto a teoria do yin e do yang, e também participa cada vez mais da cultura ocidental.

Chi significa energia ou energia interna, e às vezes é traduzido por respiração. A palavra *Kung* significa prática ou exercício. *Chi Kung* — exercício de energia — combina movimentos lentos e precisos, respiração profunda, vigorosa, bem-controlada e sons que aumentam o fluxo de sangue e de *chi* para os órgãos vitais. Isso remove quaisquer bloqueios de energia que possam estar causando estagnação no sangue e no *chi*. Os exercícios de *Chi Kung* visam cultivar um forte sistema de energia vital mediante o reequilíbrio e o fortalecimento do *chi*.

O *Chi Kung* foi desenvolvido há milhares de anos como uma dança ritual de cura pelos antigos monges taoístas, que aperfeiçoaram métodos respiratórios e posturas harmoniosas com o fim de purificar e preservar o corpo. Um antigo escrito confuciano, *Anais da Primavera e do Outono*, declara: "A água que corre nunca estagna. As dobradiças de uma porta ativa nunca enferrujam. Isso se deve ao movimento. O mesmo princípio vale para a essência e a energia. Se o corpo não se movimenta, o *chi* não flui e a energia fica estagnada." Tal é o princípio que está por trás do *Chi Kung*.

Centenas de disciplinas *Chi Kung* foram transmitidas de geração a geração através dos séculos, tanto pela tradição oral quanto pelos escritos antigos. Um dos mais antigos desses escritos, o "Jogo dos Cinco Animais", está baseado nas informações fornecidas pelos animais e seus movimentos — as posturas dos ombros são inspiradas pelo movimento dos ursos; os exercícios para os braços refletem o modo como os pássaros batem as asas; os exercícios para as pernas imitam o salto de um tigre e assim por diante. A maioria dos exercícios, independentemente da disciplina, começa com a "Posição do Cavalo". Ponha-se ereto com o seu peso uniformemente distribuído e afaste levemente os pés. Os joelhos devem ficar relaxados e ligeiramente dobrados, e os braços devem pender livremente ao longo do corpo. Outras posturas captam os movimentos do dragão, da cobra e da fênix.

O *Chi Kung* proporciona quatro benefícios básicos: saúde e bem-estar, vida longa, poder marcial e iluminação espiritual. E, como acontece com tantos exercícios taoístas, há muitas maneiras de executar cada um deles. Para simplificar as coisas, trataremos apenas dos exercícios que promovem a beleza e a longevidade. Os exercícios que apresento neste capítulo são uma simples amostra dos numerosos e eficazes movimentos *Chi Kung* que exercitam o corpo por dentro e por fora.

NO EXERCÍCIO, O ORIENTE ENCONTRA-SE COM O OCIDENTE

Os chineses abordam o exercício de maneira muito yin, ou passiva. Para eles, o exercício destina-se a revitalizar o corpo como o Todo Orgânico. No Ocidente, o exercício enfatiza a competitividade e o esforço. Mesmo esportes supostamente solitários, como a corrida, submetem o corpo a um esforço extremo, o que constitui uma prática muito yang. Esse esforço físico súbito e drástico resulta quase sempre em dano.

Estremeço quando ouço alguém dizer: "Sem dor não há ganho" ou "Supere-se a si mesmo". Quão perigosos e mesmo contraproducentes são esses adágios! Aconselho os clientes do meu spa a encarar os seus corpos não como um oponente a ser conquistado, mas antes como um amigo a ser cultivado. Pude testemunhar até que ponto eles ignoram sinais como o ardor e a cãibra, sinais que os estão advertindo para moderar os esforços. Em vez de ouvir essas advertências, muitos dos meus clientes forçam o seu corpo a ir além do que é suportável ou mesmo produtivo. Ignoram as súplicas do seu corpo; então, com os músculos superexigidos e as juntas estressadas, eles se vêem seriamente afetados. Às vezes de forma permanente.

Compreendo a busca americana de um corpo perfeito. Quando eu era modelo de tempo integral, estava perfeitamente ciente de como muitas pessoas do mundo da beleza achavam que não eram suficientemente esguias, bonitas ou jovens. Eu também aderi a essa absurda, e até perigosa, pressão para ser fisicamente "perfeita" e segui o exemplo de algumas das modelos com quem trabalhava. Aos dezenove anos, comecei a praticar *jogging*, com chuva ou com sol. Era inflexível na minha determinação de correr cinco quilômetros diariamente, mesmo quando estava viajando. Se não dispunha de uma trilha, praia ou pista de corrida, punha-me a correr para cima e para baixo no saguão do aeroporto ou nos corredores do hotel. Minhas tíbias ficaram tão doloridas que corri o risco de perder o trabalho que eu adorava — desfilar — para substituí-lo pela corrida como minha forma básica de exercício. A dor era tão lancinante que eu não conseguia usar sapatos de salto alto e tinha dificuldades para caminhar adequadamente. Só então compreendi que não podia me obrigar a ser a corredora que eu não era. Retornei, pois, aos antigos exercícios *Chi Kung* que minha avó e minha mãe me haviam ensinado.

Não posso prometer que o *Chi Kung* dará a você eterna juventude, riqueza e prosperidade, como diziam os antigos, mas posso assegurar-lhe que, se você ouvir o seu corpo e lhe respeitar as necessidades e limites, exercitando-se com moderação e perseverança todos os dias, terá muita saúde e beleza.

CHI KUNG PARA AS MULHERES OCUPADAS

Os exercícios *Chi Kung* a seguir foram adaptados para atender aos horários superocupados das profissionais e mães que trabalham fora de casa, assim como de todas as pessoas que quiserem preservar a juventude, aumentar a energia e levar o *chi* ao seu mais pleno potencial. Esses movimentos são simples, fáceis de executar e, uma vez dominados, não requerem mais que trinta minutos por dia.

Os chineses levam muito a sério a prática do *Chi Kung*, mais a sério do que muitas outras formas de exercícios. É um exercício do *chi*, a energia e o espírito, e como qualquer disciplina criativa deve ser feito de maneira conscienciosa e correta. Não é para ser encarado com leviandade.

Este programa *Chi Kung* foi dividido em cinco rotinas básicas para ser aperfeiçoado num período de cinco semanas. Você passará a primeira semana executando os exercícios mais básicos, que se destinam a aumentar o *chi* nos pulmões. A Semana Dois desenvolve esses exercícios pulmonares básicos e acrescenta o exercício para o fígado. A Semana Três expande o programa para incluir um exercício destinado aos rins. Durante a Semana Quatro você combinará os três exercícios anteriores com outro, destinado ao coração, e durante a Semana Cinco acrescentará um exercício para o baço. Na sexta semana o *Chi Kung* deverá ser uma parte sólida do seu programa de beleza e bem-estar e você já estará sentindo os seus efeitos maravilhosos.

Oferecerei também exercícios *Chi Kung* para o seu rosto — algo que você poderá fazer a qualquer hora, em qualquer lugar, quando precisar de um bom estímulo — e uma breve seqüência relaxante para remover a tensão da cabeça e do pescoço, graças à qual você poderá relaxar e dormir um bom sono.

Para os exercícios *Chi Kung* a seguir, você pode ficar sentada ou em pé, dependendo de sua saúde e estado físico. Se precisar fazer esses exercícios sentada, faça-os. À medida que for adquirindo força, você se tornará suficientemente vigorosa para executá-los em pé. Afinal, o propósito do *Chi Kung* é aumentar o seu vigor e energia, e não exauri-la.

REGRAS BÁSICAS ANTES DO EXERCÍCIO

Aqui estão alguns lembretes importantes que você deverá observar quando iniciar o seu programa de exercícios:

1. Não se exercite quando não estiver se sentindo bem, mesmo que se trate de um pequeno resfriado. Por estimular o fluxo do *chi* através do corpo, o *Chi Kung* pode causar estresse e retardar a recuperação.
2. Faça o *Chi Kung* uma vez ao dia, de preferência durante a manhã. Sem as mazelas do dia ocupando os seus pensamentos, você ficará mais relaxada, com a mente clara e tranqüila, e poderá controlar a sua respiração.
3. Não se exercite durante o ciclo menstrual. Esses exercícios podem causar um fluxo extremamente abundante.
4. Não se exercite nem com o estômago vazio nem com o estômago cheio. Espere umas duas horas antes de uma refeição mais pesada e uma hora depois de uma refeição leve antes de começar uma sessão de exercícios.
5. Para melhores resultados, coma alimentos que forneçam um máximo de combustível para essa forma intensa de exercício — frutas e vegetais frescos, cereais integrais. Não ingira alimentos fritos e laticínios, e evite comer em excesso de um modo geral.
6. Antes de se exercitar, esvazie a bexiga. Não urine imediatamente depois do *Chi Kung*, mesmo que sinta necessidade de fazê-lo. Tente esperar cinco minutos para permitir que a energia gerada durante a sessão de exercícios seja absorvida pelo corpo.

7. Antes de se exercitar, tire todas as jóias e afrouxe a cinta e as roupas apertadas. Tudo o que pressiona o corpo pode inibir a poderosa respiração *Chi Kung* e obstruir o fluxo de energia.
8. Use sempre roupas confortáveis e macias e sapatos flexíveis. Ainda aqui, isso favorece o pleno movimento do seu corpo.
9. Não pratique o *Chi Kung* depois de fazer outros tipos de exercícios vigorosos. Seu corpo precisa estar calmo e descansado para se beneficiar deste programa.
10. Evite praticar o *Chi Kung* antes de dormir. Se o fizer, seu corpo poderá tornar-se não-receptivo ao sono.
11. Não respire ar aquecido ou ar condicionado diretamente enquanto faz *Chi Kung*. Essas temperaturas extremas podem ser excessivamente ressecantes para os pulmões.
12. Um pouco de ar fresco é ideal enquanto se pratica *Chi Kung*, mas não exagere. O *Chi Kung* abre os seus meridianos de energia tão completamente que, se você se exercitar numa área ventilada, poderá tornar seu corpo vulnerável ao resfriado.
13. Mantenha o seu espírito calmo e pacífico enquanto faz *Chi Kung*. Se estiver emocionalmente agitada, você dispersará energia, o que é potencialmente prejudicial quando se pratica o *Chi Kung*.
14. Concentre-se na sua respiração enquanto faz *Chi Kung*. Isso, por sua vez, acalmará o seu espírito, abrirá o seu coração e lhe relaxará o corpo e a mente.
15. Nunca tome uma ducha ou um banho depois de uma sessão de *Chi Kung*. Executados corretamente, esses movimentos abrirão os seus poros e farão você transpirar. Espere pelo menos meia hora para dar aos seus poros tempo para fechar-se e, ao *chi* que estará circulando vigorosamente através do corpo, tempo para ser absorvido. Tomar uma ducha ou um banho logo depois de se exercitar abre o seu corpo para os ataques de umidade e energia fria — provocando desde cãibras, inchaço e dores nas juntas a pensamentos confusos, descarga vaginal e mãos e pés frios. Na prática chinesa, a ducha ou o banho imediatamente depois de uma massagem corporal não se recomenda por razões similares. Minha *baby sitter* aprendeu essa lição a duras penas. Quando começou a fazer exercícios *Chi Kung*, já estava acostumada a exercícios regulares. Teve aulas de ginástica aeróbica na academia e era corredora — dois programas de exercícios muito yang, ou ativos. Um dia depois de uma sessão de *Chi Kung* ela tirou o seu traje de exercício e correu para o chuveiro, como fazia depois de um exercício aeróbico. Resultado: passou dois dias resfriada. Foi preciso muito gengibre para lhe restaurar o calor do corpo.

O PROGRAMA CHI KUNG BÁSICO

Como deixei claro, o *Chi Kung* exige disciplina e concentração. Reserve algum tempo nas próximas cinco semanas — de manhã, se possível — para aprender a executar esses poderosos movimentos energizantes.

Passe a primeira semana fazendo o *chi* básico ou exercício *chi* equilibrado; depois acrescente um exercício por semana para as duas semanas seguintes, até que esteja fazendo os cinco exercícios combinados.

Se não conseguir fazer alguma parte desses exercícios em pé, sente-se à beira de sua cama ou numa cadeira forte e de encosto reto. Quando começar a praticar o *Chi Kung*, você poderá achar que se cansa muito depressa. Se isso acontecer, pare um pouco e, uma vez descansada, continue o exercício.

SINTONIA COM O PODER DA RESPIRAÇÃO

Você costuma prestar atenção à maneira como respira? A experiência me diz que a maioria das pessoas não o faz, a menos que tenha asma ou algum outro problema respiratório. É quase como se tivessem esquecido de ouvir a respiração.

A respiração é um componente essencial do *Chi Kung*. Os exercícios a seguir ensinarão você a respirar profunda e calmamente para infundir energia no corpo. Você aprenderá a usar o seu diafragma e os músculos abdominais como bombas, levando o máximo de ar para os seus pulmões. Essa respiração profunda empurra energia através dos meridianos, ou centros de energia, de modo a encher o seu corpo de *chi*. Inale pelo nariz, usando o diafragma para encher de ar os seus pulmões, e depois expire pela boca, vocalizando o som atribuído a cada exercício. Você estará usando os seus músculos abdominais ao expelir o ar do seu corpo.

Tenha uma caixa de guardanapos à mão quando estiver fazendo os seus exercícios de *Chi Kung*. Você provavelmente precisará deles — especialmente se for uma principiante — para limpar as vias nasais à medida que fortalece a respiração. O *Chi Kung* é também valioso para as pessoas roucas. Tenha um copo grande ou uma garrafa de água fria ou fresca (nunca gelada) à mão para bebê-la enquanto se exercita. Beba tanto e tão freqüentemente quanto necessitar durante as pausas entre séries de exercícios para manter o fluxo de líquidos através do corpo.

PRIMEIRA SEMANA

Este é o chi *básico ou exercício* chi *equilibrado.*

Objetivo: Os pulmões
Respiração: Inspire e expire vigorosa e profundamente pelo nariz.

Passos:

1. De pé, posição ereta. Encontre o seu centro, ficando com os pés levemente apartados, os joelhos relaxados e ligeiramente curvados.
2. Relaxe os ombros e os braços e deixe-os pender livremente ao longo do corpo.
3. Estenda os braços lateralmente, no nível dos ombros. Relaxe as mãos. Volte os polegares para cima e as palmas para a frente a fim de expandir o tórax e abrir os pulmões.
4. Inspire profundamente pelo nariz enquanto se curva para a frente a partir da cintura e, inclinando-se em direção ao chão, agarre uma braçada de energia, passando-a para o seu corpo com as mãos enquanto retorna à posição ereta, endireitando a espinha até ela ficar bem reta. À medida que junta energia, dobre os dedos das mãos para cerrar os punhos.
5. Estenda os cotovelos lateralmente e volte os punhos de modo que fiquem um defronte do outro no nível do tórax.
6. Traga os punhos juntos contra o tórax e depois volte-os para baixo e pressione *chi* para dentro de seu tronco enquanto respira com força pelas narinas.
7. Volte à posição ereta.

Repetições: Faça 6 séries de 6 repetições diariamente durante a primeira semana. Se quiser, tome água entre as séries. Depois que tiver dominado o exercício, serão necessários cerca de 15 minutos para completar essa rotina.

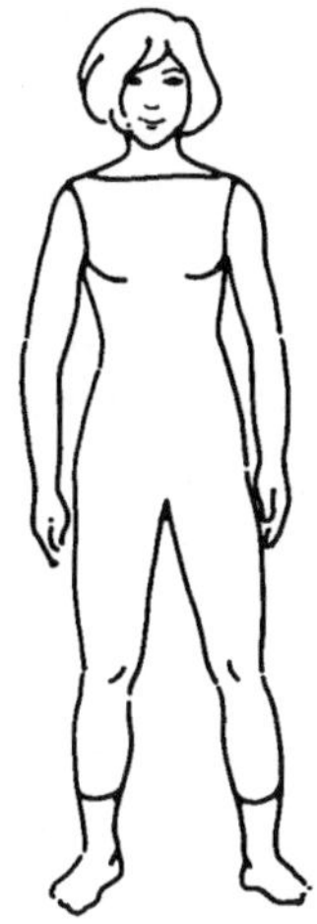

Passo Um

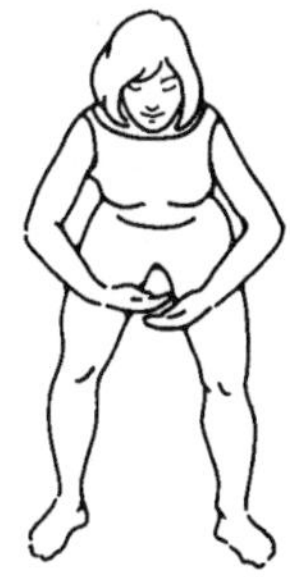

Passo Quatro

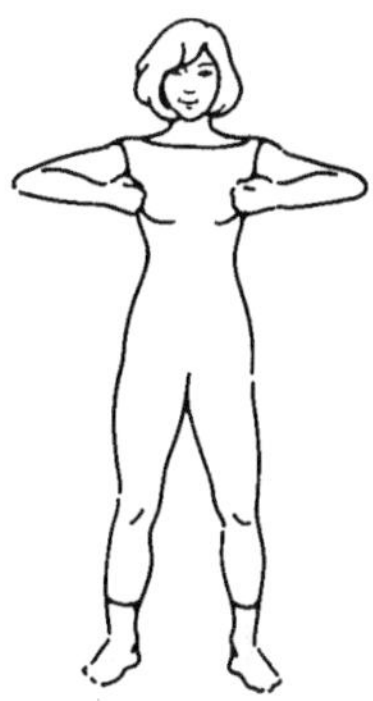

Passo Cinco

SEGUNDA SEMANA

Faça este exercício em seqüência ao exercício chi *básico aprendido durante a primeira semana.*

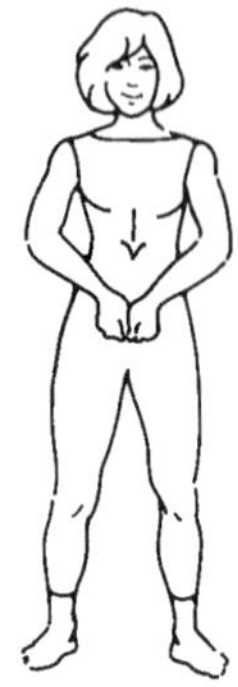

Passo Seis

Objetivo: O fígado

Respiração: Inspire profundamente pelo nariz e force o ar de seus pulmões enquanto faz o som *shhhh* para equilibrar o *chi* à medida que ele sai do seu fígado.

Passos:

1. Posição ereta. Encontre o seu centro, ficando com os pés ligeiramente apartados, os joelhos relaxados e levemente curvados.
2. Relaxe os ombros e os braços e deixe-os pender livremente ao longo do corpo.
3. Estenda os braços lateralmente no nível dos ombros. Relaxe as mãos. Volte os polegares para cima e as palmas para a frente a fim de expandir o tórax e abrir os pulmões.
4. Inspire profundamente pelo nariz enquanto se curva para a frente a partir da cintura e, dobrando-se na direção do chão, agarre uma braçada de energia, passando-a para o seu corpo com as mãos enquanto retorna à posição ereta. À medida que junta energia, dobre os dedos das mãos para cerrar os punhos.
5. Estenda os cotovelos lateralmente e faça com que os punhos fiquem um defronte do outro no nível do tórax.
6. Em vez de pressionar o *chi* para baixo, volte os punhos para cima, acima da cabeça; os cotovelos devem ficar paralelos, separados cerca de vinte centímetros.
7. Curve lentamente o corpo para a frente, deixando a cabeça pender enquanto aspira lentamente pela boca fazendo o som *shhhh.*
8. Volte lentamente à posição ereta inicial.

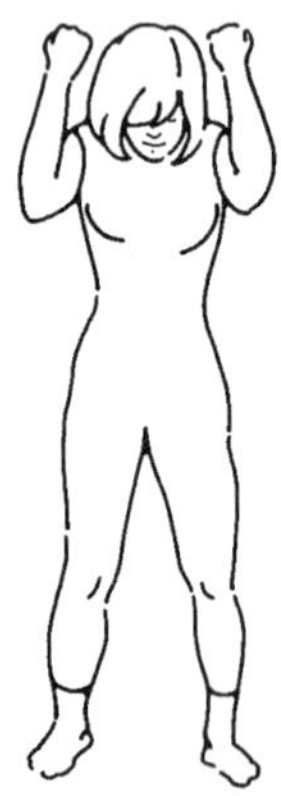

Passo Sete

Repetições: Faça 3 exercícios para os pulmões seguidos de 3 exercícios para o fígado; descanse por 30 segundos e repita essa seqüência 6 vezes. Essa sessão deve durar cerca de 20 minutos. Termine sempre com outro exercício para os pulmões a fim de equilibrar o *chi.*

TERCEIRA SEMANA

Este exercício é feito em seqüência com os exercícios aprendidos nas duas primeiras semanas.

Objetivo: Os rins
Respiração: Inspire pelo nariz ao começar o exercício. Enquanto expira, force o ar dos pulmões com o som *fuu*, como se estivesse soprando uma vela. Esse som é conhecido por liberar a tensão e equilibrar o *chi* nos rins.

Passos:

1. Posição ereta. Encontre o seu centro, ficando com os pés ligeiramente apartados e levemente curvada.
2. Relaxe os ombros e os braços e deixe-os pender livremente ao longo do corpo.
3. Estenda os braços lateralmente no nível dos ombros. Relaxe as mãos. Volte os polegares para cima e as palmas para a frente a fim de expandir o tórax e os pulmões.
4. Inspire profundamente pelo nariz enquanto se curva para a frente a partir da cintura e, inclinando-se na direção do chão, agarre uma braçada de energia, espalhando-a pelo corpo com as mãos enquanto retorna à posição ereta. Enquanto junta energia, dobre os dedos das mãos até cerrar os punhos.
5. Estenda os cotovelos lateralmente e faça com que os punhos fiquem um defronte do outro no nível do tórax.
6. Inspire profundamente pelo nariz enquanto dá um passo à frente com a perna direita.
7. Dobre o joelho direito e ajoelhe-se lentamente até onde puder alcançar.
8. Curve lentamente os ombros para a frente e absorva o seu *chi* enquanto abraça suavemente o joelho direito.

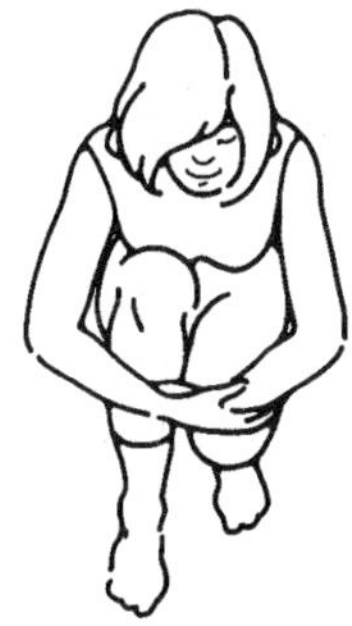

Passo Oito

9. Expire, usando os músculos abdominais para expelir lentamente o ar do seu corpo com um som *fuu* vigoroso pela boca.
10. Volte lentamente à posição inicial.
11. Faça um exercício para os pulmões, ou *chi* básico, e depois repita os passos acima com a perna esquerda à frente.

Repetições: Faça três exercícios para os pulmões, ou *chi* básico, e depois 3 exercícios para os rins. Descanse por 30 segundos e repita essa seqüência 6 vezes. Essa sessão deve durar cerca de 20 minutos. Termine com um exercício *chi* básico adicional.

QUARTA SEMANA

Este exercício é feito em seqüência com os exercícios dominados durante as três semanas anteriores.

Objetivo: O coração
Respiração: Inspire pelo nariz enquanto começa esta parte do exercício. Enquanto expira, force o ar dos pulmões com o som *ha*. Esse som equilibra o *chi* no coração e dispersa o excesso de calor.

Passos:

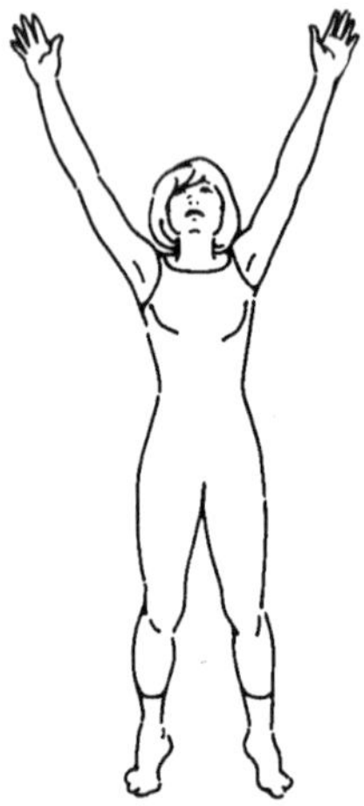

Passo Seis

1. Posição ereta. Encontre o seu centro, ficando com os pés ligeiramente apartados, os joelhos relaxados e levemente dobrados.
2. Relaxe os seus ombros e os braços e deixe-os pender livremente ao longo do corpo.
3. Estenda os braços lateralmente no nível dos ombros. Relaxe as mãos. Volte os polegares para cima e as palmas para a frente a fim de expandir o tórax e abrir os pulmões.
4. Inspire profundamente pelo nariz enquanto se curva para a frente a partir da cintura e, inclinando-se em direção ao chão, agarre uma braçada de energia, espalhando-a pelo seu corpo com as mãos.
5. Volte lentamente à posição ereta e erga os braços. Abra as mãos, as palmas para a frente, enquanto estende os braços acima da cabeça.
6. Olhe para cima e erga o corpo sobre os pés.
7. Solte o ar pela boca com um forte som *ha*.
8. Baixe lentamente os braços e volte à posição inicial.

Repetições: Faça 3 exercícios para os pulmões, ou *chi* básico, seguidos por 3 exercícios para o fígado e, depois, 3 exercícios para os rins e 3 para o coração. Descanse 30 segundos e repita essa seqüência 6 vezes. Termine com um exercício *chi* básico adicional. Essa sessão deve durar cerca de 20 minutos.

QUINTA SEMANA

Este exercício é feito em seqüência com todos os exercícios aprendidos anteriormente.

Objetivo: O baço
Respiração: Inspire pelo nariz enquanto começa esta parte do exercício. Enquanto expira, force o ar a sair dos pulmões pelas narinas com respirações rápidas e curtas em correspondência com o lado que você está exercitando. Essa técnica equilibra o *chi* no baço.

Passos:

1. Posição ereta. Encontre o seu centro, ficando com os pés ligeiramente apartados, os joelhos relaxados e levemente dobrados.
2. Relaxe os ombros e os braços e deixe-os pender livremente ao longo do corpo.
3. Mova os braços para cima, a meio caminho do nível dos ombros. Erga as mãos e os pulsos ao nível dos ombros com os cotovelos levemente dobrados. Pense num guarda-chuva parcialmente aberto.
4. Volte as palmas para a frente e feche os dedos, cerrando os punhos. Agora, volte os punhos para baixo.

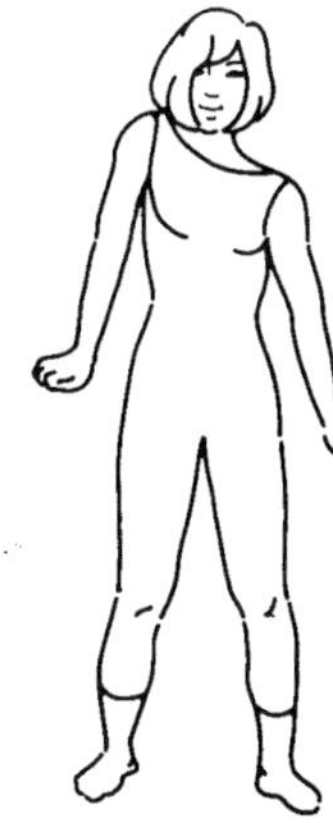

Passo Cinco

5. Inspire com força pelo nariz enquanto força o ombro esquerdo para baixo de modo a estender-se para o seu lado direito. Depois expire com força enquanto pressiona o braço direito para baixo de modo a estender-se para o lado esquerdo. Faça 10 extensões. Volte lentamente à posição inicial.
6. Faça um exercício para os pulmões, ou *chi* básico. Depois repita este exercício, começando por uma extensão à direita.

Repetições: Faça 3 exercícios para os pulmões, ou *chi* básico, seguidos por 3 exercícios para o fígado; depois 3 exercícios para os pulmões, 3 exercícios para os rins, 3 para os pulmões, 3 para o coração, 3 para os pulmões e 3 para o baço. Descanse 30 segundos e repita essa seqüência 6 vezes. Termine sempre com um exercício adicional para os pulmões. Embora essa seqüência inteira, uma vez dominada, não deva durar mais que 15 minutos, cada sessão poderá durar 30 minutos até você aprender a executá-la apropriadamente.

SEXTA SEMANA E DEPOIS

A esta altura, o *Chi Kung* diário ter-se-á tornado um hábito. Repita a seqüência da Quinta Semana pelo menos quatro vezes por semana.

CHI KUNG PARA O SEU ROSTO

Esta não é apenas uma técnica relaxante e calmante; ela também funciona às mil maravilhas para limpar as narinas e reduzir as rugas do rosto e do pescoço. A melhor circulação ajuda a evitar o encanecimento prematuro e, ao nutrir os folículos, diminui a perda de cabelo e lhe dá um brilho saudável.

Passos:

1. Sente-se ou fique em posição ereta e procure relaxar os ombros e as costas. Mantenha a cabeça ereta e olhe bem para a frente.
2. Esfregue rapidamente as mãos em direções opostas para gerar energia *chi* quente.
3. Relaxe o maxilar.
4. Massageie ambos os lados do cavalete do nariz com as pontas dos dedos para ajudar a circulação. Isso limpará suas narinas das acumulações de muco e abrirá as vias respiratórias.
5. Ponha em concha suas mãos carregadas de energia e pressione suavemente as faces, os olhos, o pescoço, a testa e o queixo, detendo-se por alguns segundos em cada ponto a fim de distribuir energia *chi* pelo seu rosto. Isso ajuda a acalmar os músculos e os nervos e estimula a energia a ajudar a eliminar rugas.
6. Torne a juntar as mãos e esfregue-as rapidamente em direções opostas a fim de gerar energia *chi* quente.
7. Coloque as palmas sobre a testa com os dedos descansando sobre a cabeça. Deixe os dedos descansarem durante alguns segundos e depois guie mãos e dedos para cima e faça-os percorrer toda a parte posterior da cabeça algumas vezes para guiar o fluxo de energia através do couro cabeludo.

CHI KUNG PARA UM RÁPIDO RELAXAMENTO

Faço este exercício a qualquer hora, em qualquer lugar, especialmente quando sinto tensão na cabeça e no pescoço. Ele me ajuda a rejuvenescer quando faço longos vôos. Também é muito bom antes de dormir, pois pode ajudar a relaxar e a ter um bom sono.

Passos:

1. Sente-se ereta numa cadeira ou à beira da cama. Centralize o seu corpo sobre um dos quadris com os joelhos dobrados e relaxados. Mantenha os pés bem plantados no chão. Você deve sentir-se como se a sua espinha estivesse levemente suspensa por um fio preso ao alto da sua cabeça.
2. Esfregue rapidamente as mãos em direções opostas a fim de criar energia *chi* quente.
3. Coloque as palmas sobre as orelhas com as extremidades dos dedos apontando para a parte posterior da cabeça. Mantenha-se assim por alguns segundos.
4. Relaxe o maxilar e concentre-se em respirar profundamente no centro do seu corpo.
5. Mantendo as mãos sobre as orelhas, encoste suavemente o queixo no tórax. Mantenha os cotovelos próximo ao corpo. Respire lenta e profundamente durante cerca de um minuto.
6. Erga lentamente a cabeça e os cotovelos, de modo que os cotovelos fiquem paralelos diante do seu rosto. Mantenha as mãos no nível das orelhas, depois afaste-as das orelhas cerca de 10 centímetros.
7. Coloque suavemente as pontas dos dedos sobre o contorno do couro cabeludo na altura da nuca. Mova levemente a cabeça para baixo e para a frente e coloque suavemente as pontas dos dedos — como se estivesse tocando escalas num piano — sobre a parte inferior da cabeça e do pescoço. Faça isso durante cerca de um minuto.
8. Baixe lentamente os braços e erga a cabeça. Relaxe os ombros e os braços e deixe-os pender ao longo do corpo.
9. Lenta e deliberadamente, role os ombros para cima, para trás e para baixo algumas vezes enquanto respira profunda e lentamente.

Qualquer pessoa que trabalhe numa escrivaninha ou diante da tela de um computador durante longos espaços de tempo deve reservar um ou dois minutos de vez em quando para relaxar a tensão e manter o *chi* fluindo durante todo o dia. Você verá que sua capacidade de se concentrar é amplamente melhorada e, como bonificação, o cansaço ocular diminui.

Você pode descobrir também que o *Chi Kung* para o rosto e o *Chi Kung* para um rápido relaxamento que acabei de descrever são boas maneiras de descansar depois de uma sessão completa de exercícios.

Tenho certeza de que, depois de integrar uma rotina de *Chi Kung* em seu programa de beleza e bem-estar, você passará a confiar em sua capacidade de cultivar e transformar a energia *chi* do seu corpo, mente e espírito para revigorar toda a sua vida.

11
A IMPORTÂNCIA DO PESO

EQUILIBRE SUA DIETA E ENERGIA PARA CHEGAR AO PESO IDEAL

Na China, os problemas de peso são vistos de um modo muito diferente do ocidental. Ninguém conta calorias, ninguém entra em dietas da moda ou jejua para emagrecer. Os chineses acreditam que o excesso de peso é simplesmente uma outra indicação de que o corpo está fora de equilíbrio, o mesmo ocorrendo com a falta de peso. Um corpo de mulher adquirirá o nível de peso adequado desde que o equilíbrio seja restaurado e, depois, mantido no sistema.

Talvez essa busca cultural do equilíbrio explique por que existe tão pouca obesidade na China. Não me lembro de ter visto pessoas com excesso de peso quando vivia em Hong Kong, nem tampouco me recordo de ter visto pessoas demasiadamente magras. Até onde alcança a minha memória — o que pude constatar com minhas irmãs e meus pais —, a maioria das pessoas estava dentro da média. A verdade é que as únicas pessoas chinesas com excesso de peso que vi moram no Ocidente e, sem dúvida, seguem uma dieta mais ocidental.

Como eu já disse no Capítulo 3, a dieta chinesa típica é simples comparada com a dieta ocidental. Ela contém de 40 a 60% de cereais e legumes, de 20 a 30% de frutas e vegetais e apenas de 10 a 15% de carne, frutos do mar, gorduras e laticínios.

DOCES

Fiquei chocada quando estive pela primeira vez nos Estados Unidos e vi o modo como os americanos comem. Minha família e eu fomos levados a um restaurante americano tradicional por amigos dos meus pais. Vi pessoas comendo pedaços de carne suficientemente grandes para alimentar uma família inteira na Ásia. Antes disso, eu só tinha comido à maneira chinesa — um pouco de carne refogada com vegetais e servida com arroz ou algum outro cereal.

Também fiquei surpresa ao ver quantos americanos apreciam bebidas e sobremesas doces. Os refrigerantes e as sodas tinham para mim o gosto de água com açúcar colorida. A primeira vez que provei um pedaço de bolo americano, pareceu-me que estava comendo uma massa de açúcar. Não conseguia comê-lo; era doce demais para mim. No entanto, gostei das sobremesas que encontrei na Europa quando ali fui para cumprir os meus contratos de modelo. As massas, bolos e tortas não eram tão doces quanto na América.

Não me interprete mal: os chineses também têm alimentos doces. As sopas doces, por exemplo, são comuns (a receita para uma de minhas favoritas — sopa de batata-doce — está na página 69). Mas os chineses são tão conscientes do que é sadio para pôr em seus corpos, que quase todos os pratos chineses pretendem ser bons para alguma coisa, incluindo as sopas doces. Você encontrará mel e tâmaras vermelhas chinesas nos chás, nas sopas e nos principais pratos refogados tanto na cozinha quanto na medicina natural chinesa.

Eu estava na sexta série quando minha família se mudou de Hong Kong para Nova York. Um dia, no recreio, uma menina pediu-me para segurar um pacote de chiclete cor-de-rosa enquanto ela jogava bola. Também me ofereceu um. Eu nunca tinha provado aquilo, por isso o experimentei. O chiclete era tão doce, que tive vontade de ir lavar a boca imediatamente, mas continuei mascando, tentando entender por que todo mundo parecia adorar aquela goma cor-de-rosa parecida com borracha. Minutos depois, minha nova amiga voltou e pediu-me outro chiclete. Quando ela o pôs na boca, perguntei-lhe o que acontecera com a goma que começara a mascar. Ela deu de ombros e disse: "Não está bem doce." Desde então percebi que nunca me acostumaria a tanta doçura. Conheci muitos americanos tão viciados em açúcar que têm sérios problemas por causa da sua *necessidade* de alimentos e bebidas adocicados. Esse é um hábito errado e muito difícil de abandonar.

Durante os meus primeiros dias de modelo em Nova York, um amigo que tomava sorvete todos os dias confidenciou-me que podia estar viciado. Disse que se sentia mal quando não tomava sorvete. Sugeri que, se ele queria realmente deixar de ingerir tanto açúcar, devia ir diminuindo a dose e lutar para livrar-se daquele hábito. Podia começar tomando sorvete dia sim, dia não, e depois de três em três dias... depois apenas aos domingos ou um dia por semana. Ele pensou em minha sugestão e, depois de várias tentativas, conseguiu enfim libertar-se daquele malfadado hábito. Hoje, passados vários anos, ele me diz que de vez em quando toma um sorvete em ocasiões especiais, coisa que a princípio lhe parecia impossível. E, mais importante, ele tem mais energia e se sente muito melhor do que antes. Digo isso para que você saiba que qualquer um pode abandonar o hábito do açúcar, e um dia você mesma estará pensando em como pôde abusar tanto do seu corpo. Existem muitos aspectos negativos nos açúcares processados, que consumimos na forma de sorvete, balas, bolos, refrigerantes, sucos, chás, etc. Além das calorias vazias, sabe-se que causam oscilações de humor e deficiência de atenção. Menciono isso como um aviso aos pais que costumam recompensar os seus filhos com doces quando eles se comportam bem. Os filhos aprendem a associar vitória e realização a doces, e assim, quando crescem, podem gratificar-se de maneira um pouco exagerada! Quem não conhece alguém que procura a caixa de balas ou o bolo para se autogratificar?

Nos últimos anos, muitas pessoas vêm se sentindo atraídas por alimentos com baixo teor de gordura ou sem gordura num esforço de permanecer sadios e reduzir o risco de cardiopatia. A intenção pode ser meritória, mas não raro o resultado é inesperadamente negativo. Como você sabe, a gordura nos alimentos — expecialmente nos alimentos assados — contribui para o gosto e a textura desses alimentos. Quando alguma coisa é removida — no caso, a gordura —, alguma outra deve ser adicionada para substituí-la. O ingrediente mais freqüentemente usado para substituir a gordura é o açúcar, especialmente o mel e a frutose, dotados de propriedades humectantes que mantêm úmido o alimento. Essa umidade e textura fazem com que o alimento pareça correto na boca e, por conseguinte, tenha um gosto "correto".

UMA QUESTÃO DE GORDURA

Alguma gordura é absolutamente necessária para que o corpo seja capaz de digerir e metabolizar os nutrientes. O excesso de gordura no corpo interfere no movimento correto e natural do *chi* e dos fluidos, especialmente através do trato digestivo. Isso não raro resulta em doença cardíaca, diabete e obesidade.

A maneira mais eficaz de prevenir o acúmulo de gordura no corpo é, em primeiro lugar, evitar consumi-la em grandes quantidades. Comece tirando qualquer excesso de gordura da carne antes de cozinhá-la e, naturalmente, antes de comê-la. Os cozinheiros chineses primeiro colocam a carne, especialmente a de porco, de vaca e mesmo a de frango, em água fervente. Deixe a água atingir novamente o ponto de fervura e cozinhe a carne em fogo brando durante alguns minutos. Cozinhe o lombo ou a carne de vaca de quinze a vinte minutos; o frango, de dez a quinze. Em seguida, ponha a carne sob água fria durante vários minutos. A gordura se separa da carne e é mais fácil de remover. O processo não destrói os nutrientes. Feito isso, fatie e cozinhe a carne de acordo com as indicações da receita.

Segundo alguns estudos, uma xícara de chá pode ajudar a dissolver a gordura do corpo. Você pode, inclusive, marinar o bife em chá verde ou preto para remover a gordura, como se faz na Mongólia — o chá verde é mais eficaz do que o preto, mas ambos podem ser usados. Se o chá não for usado no cozimento, não deixe de tomar pelo menos uma xícara — quanto mais forte, quanto mais amargo, melhor — depois de uma refeição pesada para ajudá-la a perder peso e reduzir a gordura.

Os chineses bebem um chá muito forte chamado Kung Fu Cha ou Chá Kung Fu, que pode ser encontrado em qualquer mercearia chinesa. Como o café expresso no Ocidente, ele é servido em xícaras pequenas depois das refeições. Os chineses o bebem para ajudar a digestão e reduzir e eliminar a gordura do corpo.

MOVA-SE!

O modo mais importante de equilibrar o peso do seu corpo é a autodisciplina. Encontre um programa de exercícios do seu agrado. Pode ser caminhar ouvindo a sua música favorita, *jogging*, *skate*, andar de bicicleta, qualquer coisa. Exercite-se na academia ou fique em casa e faça os seus aeróbicos com Jane Fonda, Richard Simmons ou Kathy Smith no videocassete, ou então vá dançar no seu clube de dança. É importante que esteja inspirada e que o que você faz seja divertido.

Faça uma hora de exercício de manhã para melhores resultados, em seguida dê ao seu corpo os melhores alimentos possíveis para nutri-lo no nível celular ao longo do dia. Preste especial atenção nos alimentos que nutrem o estômago e o baço e não deixe de aliviar o estômago e os intestinos. A eliminação regular dos resíduos por meio dos movimentos intestinais também a ajudará a obter a silhueta que você deseja, ao mesmo tempo que lhe embeleza a pele e o cabelo e prolonga a juventude.

VÁ DEVAGAR

Não se recomenda uma perda de peso súbita e drástica. Isso pode resultar em má compleição, incluindo erupções e irritações na pele ou uma pele demasiado vermelha ou demasiado pálida; queda de cabelo; unhas frágeis ou quebradiças; músculos fracos; e falta de energia e concentração. Isso anula todo o propósito da perda de peso para ficar em forma e sentir-se bem.

Acredite ou não, muitas pessoas que se submetem a dietas de calorias extremamente baixas e depois não perdem o peso que esperavam fracassam, em grande parte, porque seus corpos descompensam e ficam desnutridos. Para conservar energia, o metabolismo muda de modo que você não necessite de muitas calorias para viver. Isso deixa você fraca, cansada, deprimida e com baixa imunidade. Comer abaixo do necessário também deixa você num estado de desequilíbrio emocional que pode levar a comportamentos irracionais.

MANTENHA SUAS VÍSCERAS LIMPAS

Como você aprendeu no Capítulo 4, a desintoxicação e a eliminação desempenham um papel significativo na manutenção da beleza e de um corpo sadio. Isso é essencial para a perda de peso. Volte a ele e recapitule as várias maneiras pelas quais você pode ajudar a remover gordura, resíduos e toxinas do seu corpo. A presença de resíduos no trato intestinal pode diminuir a eficácia do processo digestivo, bloqueando a absorção de nutrientes que realmente ajudam seu corpo a queimar gordura. Isso dificulta o controle de peso.

UM CORPO EQUILIBRADO COMEÇA NA INFÂNCIA

A tendência à obesidade ou à magreza extrema começa na infância. Pesquisadores chineses e americanos descobriram que uma alimentação excessiva e uma dieta desequilibrada na infância podem ser quase tão prejudiciais ao corpo quanto a subnutrição. Os órgãos internos, especialmente o sistema digestivo, desenvolvem uma capacidade maior para a absorção e a digestão do que a requerida para a manutenção da saúde. Por isso, à medida que o corpo amadurece, ele retém mais gordura e queima menos calorias. Este é outro lembrete de que um corpo equilibrado é mais sadio e está mais em forma do que um corpo que se encontre em desequilíbrio. Poucos bebês nascem com excesso de peso. É o que se põe no seu pequeno sistema durante a infância que estabelece os alicerces para o excesso de peso na vida adulta.

Um corpo bem-equilibrado é exatamente isso. Uma pessoa com um estômago forte mas com um fígado fraco não é bem-equilibrada, e tampouco o é alguém que é enérgico e ativo mas tem um coração ou um baço fraco. Quando um órgão é por demais forte, pode prejudicar um outro órgão. Eis por que todos os órgãos, todos os sistemas do corpo precisam ser igualmente nutridos. Segundo os médicos chineses, quando o estômago e o baço — os órgãos que controlam o peso e a digestão — são nutridos em demasia, eles enfraquecem os rins e a bexiga, inibindo a eliminação natural de água e restos. Quando os rins e a bexiga são excessivamente nutridos, os pulmões e o intestino grosso sofrem. Quando os pulmões e o intestino grosso são excessivamente nutridos, o fígado e a vesícula biliar são enfraquecidos. Quando o fígado e a vesícula biliar são excessivamente nutridos, o estômago e o baço tornam-se fracos.

O ganho de peso e o edema são estados que indicam que o fluxo de *chi* está bloqueado. As células gordurosas se enchem de fluidos e os órgãos que eliminam os fluidos e toxinas deixam de cumprir a sua função. Isso significa que não só o estômago e o baço mas também o fígado e as glândulas supra-renais estão fora de equilíbrio.

ALIMENTOS QUE AJUDAM A CONTROLAR O PESO

Além de controlar os nossos hábitos alimentares e estabelecer um programa de exercício, podemos usar chás, sopas e alimentos para refrear o nosso apetite e livrar o nosso corpo do excesso de gordura, restos e água. Ironicamente — para o modo de pensar ocidental —, alguns desses mesmos alimentos e ervas também são usados para estimular o apetite e trazer equilíbrio a um corpo que é demasiado magro. Os seguintes alimentos são amplamente usados na China para ajudar no controle de peso:

MELÃO-AMARGO (TAMBÉM CONHECIDO COMO MELÃO-DE-INVERNO). Descobriu-se que esse vegetal, usado desde tempos imemoriais, alivia a pressão alta, o desenvolvimento de gordura e a retenção de água. Seu suco também pode ser usado no rosto para ajudar a eliminar sardas e nariz avermelhado devido ao excesso de energia yang.

COGUMELO. O cogumelo comum, encontrado em qualquer mercearia, é um alimento de energia yin refrescante com um sabor levemente adocicado. Ele alivia o estômago, os intestinos e os pulmões e é conhecido por baixar o colesterol do sangue.

AIPO. Neutro em energia e de sabor adocicado, o aipo é um tônico suave para o estômago e o fígado. Alivia o sistema digestivo e estimula a eliminação dos restos.

MILHO E BARBAS DE MILHO. Freqüentemente usados pelos herbanários chineses para promover a micção, o milho e as barbas de milho (que costumam ser secadas e bebidas como chá) têm energia neutra que nutre os rins e o trato digestivo.

ALCAÇUZ CHINÊS. Essa erva adocicada com energia neutra afeta as funções do estômago e do baço. Tanto estimula como suprime o apetite, de acordo com as necessidades do corpo.

TÂMARA VERMELHA CHINESA. Cheio de energia quente, esse fruto seco de sabor adocicado é largamente encontrado nos mercados e casas de ervas chineses e pode ser usado como um tônico eficaz para o baço, *chi*, e o sangue. As tâmaras vermelhas chinesas têm propriedades desintoxicantes e nutrem o baço e o estômago.

FOLHA DE LÓTUS. Erva muito popular, usada como diurético em caso de retenção de água, a folha de lótus é também um tônico muito eficaz para o baço. Tem energia neutra e sabor levemente adocicado. A folha de lótus costuma ser usada para ajudar a reduzir a retenção de água e a gordura e para diminuir a pressão arterial.

FRAMBOESA *LONGAN*. Também usada para aliviar a retenção de água, traz ao corpo uma energia tépida que melhora a condição do coração e do baço. De sabor adocicado, a framboesa *longan* também é conhecida por estimular e suprimir o apetite segundo as necessidades do corpo.

UVA-DO-MATO. Uma framboesa avermelhada seca, semelhante à uva, a uva-do-mato nutre e limpa o fígado e a vesícula biliar. É de sabor adocicado e pode ajudar a moderar o apetite, tornando-se um valioso auxiliar nos programas de controle de peso.

COGUMELO ORELHA-DE-PAU. Esse cogumelo castanho-escuro é de energia neutra e tem sabor adocicado. Pode funcionar como um bom tônico para o estômago e os intestinos, ajudando o corpo a digerir totalmente os alimentos.

Isso é apenas uma amostra dos alimentos que favorecem a boa forma e o controle do peso. Inclua-os na sua dieta enquanto vai estabelecendo o equilíbrio no interior do seu corpo, e assim começará a entrar em forma. Esses e muitos outros alimentos conhecidos pelas suas propriedades restauradoras estão incluídos nas receitas abaixo.

RECEITAS PARA PERDA DE PESO

Sopa de melão-amargo (yin)

Essa sopa requintada ajuda a remover as toxinas que criam desequilíbrio no corpo e esfria os excessos da enercia yang. O melão amargo, que é um vegetal semelhante à abóbora, tem sido consumido há milhares de anos na China. É uma abóbora muito popular que ajuda a baixar a pressão sangüínea e combate a retenção de fluidos. É um prato importante para as pessoas que desejam perder peso.

Rende de 4 a 6 porções

5 cogumelos pretos, colocados em água morna durante 15 minutos e drenados (ver Nota)
2 colheres de sopa de camarões secos, colocados em água morna durante alguns minutos e drenados (ver Nota)

1/2kg de melão-amargo, sem semente e cortado em pedaços grossos (ver Nota)
1/2kg de carne de porco magra ou presunto defumado, cortada em cubos de 2,5cm
Sal e pimenta a gosto

Ferva 10 xícaras de água com todos os ingredientes menos os temperos numa panela grande e cozinhe em fogo brando durante 1 hora. Acrescente sal e pimenta a gosto.

Nota:: Muitas variedades de cogumelos pretos secos e camarão seco podem ser encontradas em casas de produtos naturais e em mercearias asiáticas. O melão-amargo pode ser encontrado em numerosas casas de produtos alimentícios e em mercearias asiáticas.

Sopa de tofu e cogumelo fresco (yin)

Esta sopa de cozimento rápido é saborosa e boa para todas as idades. Tome-a com freqüência para aliviar o estômago e os intestinos. É muito boa para as pessoas com excesso de peso ou que têm energia yang excessiva, mas também para as que têm as gengivas inchadas, pouco apetite ou problemas urinários. Também ajuda a afastar o calor, diminui a retenção de fluidos e serve para matar a sede e baixar o colesterol.

Rende 4 ou 5 porções

2 colheres de sopa de molho de soja
1 colher de chá de açúcar granulado
1 colher de sopa de maisena
1/2kg de carne de porco magra, cortadas em tiras finas
250g de cogumelos frescos, cortados ao meio ou em tamanho menor
1 pedaço de gengibre de 1,20cm, descascado e fatiado
250g de tofu meio-firme, drenado e cortado em cubos de 1,5 cm
Sal a gosto

Misture o molho de soja, o açúcar e a maisena numa tigela de vidro. Junte a carne de porco, mexa bem, cubra e reserve.

Ferva 8 xícaras de água numa panela grande. Junte os cogumelos e o gengibre e torne a ferver. Junte o tofu e a carne marinada, torne a ferver e baixe o fogo. Tampe e cozinhe em fogo brando durante 15 minutos, até a carne de porco ficar bem cozida. Acrescente sal a gosto.

Sopa de tofu com nozes de gingko (yin/yang)

As nozes de gingko são usadas na cozinha chinesa para ajudar a equilibrar a energia calorífica do corpo, melhorando a digestão e favorecendo assim o controle do peso. Esta sopa saborosa é equilibrada pela energia yin fria fornecida pela casca seca de tofu.

Dá 4 ou 5 porções

1 casca seca de tofu, ou 2 a 3 talos secos de tofu (ver Nota)
1/2 quilo de carne de porco magra
15 a 20 nozes de gingko, descascadas e postas de molho durante 10 a 15 minutos para remover a casca interna
4 dentes de alho, descascados e amassados
1 colher de sopa de molho de soja
1/2 colher de chá de pimenta-de-caiena
Sal a gosto

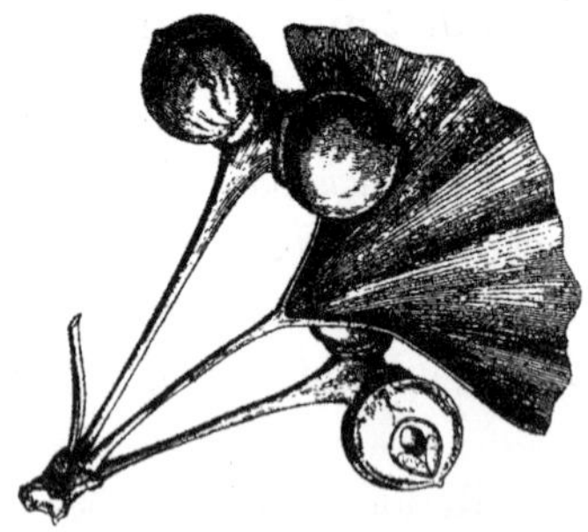

Gingko (*Gingko biloba*)

Ponha a casca de tofu de molho em água quente ou morna durante 3 a 4 minutos, até amolecer; escorra e corte em pedaços pequenos. Corte a carne de porco em 3 ou 4 pedaços grandes e coloque-os em água fervente. Deixe ferver por 5 a10 minutos para remover a gordura. Enxágüe em água fria e escorra.

Coloque a carne de porco, as nozes de gingko, o alho, o molho de soja, a pimenta-de-caiena e 6 a 8 xícaras de água numa panela de sopa esmaltada. Deixe ferver, baixe o fogo e cozinhe durante uma hora, até a carne ficar tenra.

Adicione a casca de tofu e cozinhe durante mais 10 minutos. Acrescente sal a gosto.

Nota: O tofu seco e as nozes de *gingko* podem ser encontrados nas mercearias asiáticas, em muitas casas de produtos naturais.

Refogado de fígado de frango (yang)

Segundo uma crença chinesa, o fígado é um alimento yang que aumenta a combustão dos rins. Isso aumenta o calor do corpo, obrigando-o a queimar a gordura acumulada. Também estimula o fluxo de chi *através do corpo, melhorando-o para a digestão e a eliminação. Ao contrário dos "alimentos dietéticos" tradicionais, essa entrada simples mas apetitosa estimula a papila gustativa. Os especialistas em saúde chineses acreditam que comer o fígado de um animal nutre e fortalece o nosso próprio fígado. Se você não gosta de fígado, substitua o fígado de frango por filé de peito de frango.*

Rende 4 porções

1 colher de chá de sal
1/2 quilo de fígados de frango frescos
2 colheres de sopa de óleo vegetal
3 dentes de alho, descascados e amassados
1 pedaço de gengibre (5cm), descascado e finamente fatiado
3 a 4 cebolinhas verdes, cortadas em pedaços de 2,5 cm
1/2 xícara de vinho de arroz
Pimenta a gosto

Ferva 3 xícaras de água com o sal. Junte os fígados de frango e deixe cozinhar por 1 minuto. Escorra a água quente, enxágüe os fígados em água fria e escorra.

Aqueça o óleo vegetal numa panela grande até ficar bem quente e mexa rapidamente o alho e o gengibre. Junte os fígados de frango e as cebolinhas-verdes e mexa por 3 minutos. Junte o vinho de arroz, deixe ferver e cozinhe por 3 a 4 minutos. Acrescente pimenta a gosto. Se quiser, sirva com arroz.

Suco de maçã com alga marinha (yin)

Outra boa idéia para toda pessoa que deseja perder peso: Adquira o hábito de tomar um suco rico em energia todos os dias em vez do almoço, especialmente durante a estação quente. Você ficará com fome a princípio, mas ocorre exatamente porque o seu estômago lhe está dizendo que está acostumado a ser superalimentado. Em poucos dias você se acostumará... e valerá a pena sentir aquela pontada de fome. Nem todo suco é doce e *viscoso. Durante o verão, quando a sopa pode ser muito quente, esta receita de suco pode ser tão boa quanto saborosa.*

Rende uma porção de aproximadamente 500g

1 maçã descascada, sem semente e cortada em pedaços pequenos
1/2 pé médio de alface cortada em pedaços pequenos
1 tomate médio cortado miudinho
2 colheres de sopa de pó de alga marinha (ver Nota)
Sal a gosto

Bata todos os ingredientes no liqüidificador. Adicione sal a gosto.

Nota: O pó de alga marinha pode ser encontrado nas mercearias asiáticas e na maioria das casas de produtos naturais.

Suco de pêra com limão (yin/yang)

Esse suco nutritivo é refrescante e revigorante. Uma boa "refeição" líquida, é satisfatória, refrescante e rica em vitaminas. Você perderá peso e, se seguir o programa, seu corpo logo terá a forma que você deseja. Para variar, use diferentes frutos.

Rende 1 porção

1 limão ou 2 colheres de sopa de suco de limão fresco
1 pêra madura, descascasda, sem semente e cortada em pedaços pequenos
1 colher de sopa de pó de proteína (ver Nota)
3 ou 4 cubos de gelo
1 colher de chá de mel, ou a gosto

Descasque o limão e retire as sementes; corte em 4 ou 5 pedaços. Coloque a pêra, o limão ou o suco de limão, o pó de proteína e os cubos de gelo num liqüidificador. Bata e despeje num copo. Adoce com mel ou a gosto.

Nota: O pó de proteína é vendido nas casas de vitaminas, nas casas de produtos naturais e nas grandes drogarias.

Suco de laranja com algas marinhas (yin/yang)

Essa bebida poderosa encherá o seu corpo de energia, tornando-se um substituto ideal para as pessoas que desejam perder peso. Você pode querer usá-la como almoço, quando o seu corpo precisar de uma boa ajuda.

Rende 1 porção

1 xícara de suco fresco de laranja
1 colher de sopa de suco de limão
2 colheres de sopa de pó de algas marinhas (ver Nota)
1/4 colher de chá de gengibre em pó
2 colheres de chá de mel
2 ou 3 cubos de gelo

Coloque os sucos de laranja e limão num liqüidificador. Junte os pós de algas marinhas e de gengibre, o mel e os cubos de gelo. Bata bem.

Nota: O pó de algas marinhas pode ser encontrado em algumas mercearias, na maioria das casas de produtos naturais.

Suco de maçã com toronja (yin/yang)

Todos os ingredientes deste suco ajudarão você a perder peso. Não é um substituto da refeição, mas ajuda a diminuir o apetite, de sorte que você se sentirá satisfeita mais depressa.

Rende 2 porções

1 maçã descascada, sem semente e cortada em pedaços
4 talos de aipo, cortados em pedaços de 2,5 cm
1/2 xícara de suco fresco de laranja
1/2 xícara de suco fresco de toronja

Bata a maçã e o aipo com os sucos num liqüidificador.

Chá para a redução de água (yang)

O excesso de água é removido do corpo naturalmente pela micção e pela transpiração. Este chá aromático promove ambos os processos e aquece o corpo, estimulando o fluxo de chi. E como é gostoso! A energia quente e o sabor picante do gengibre e da canela provocam a transpiração, e as tâmaras vermelhas e o alcaçuz chineses propiciam um agradável sabor adocicado e promovem a micção. A casca de tangerina seca aumenta a eficácia do chá.

Rende 2 porções

1 pedaço de gengibre de 5cm, descascado e ralado
10 tâmaras vermelhas chinesas (ver Nota)
2 pedaços de raiz de alcaçuz chinês (ver Nota)
2 cascas de canela
1 pedaço de casca de tangerina seca

Ferva 3 xícaras de água num panela. Junte todos os ingredientes. Diminua o fogo e deixe cozinhar durante 20 minutos, ou até que o líquido se reduza a 2 xícaras. Coe e beba pelo menos duas vezes ao dia.

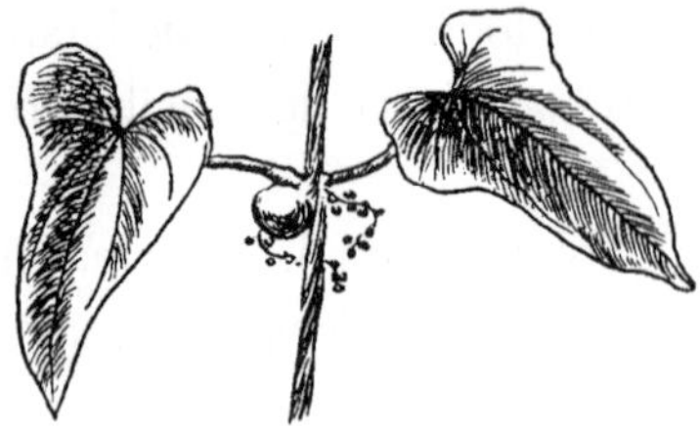

canela *(Dioscorea batatas)*

Nota: As tâmaras vermelhas chinesas e a raiz de alcaçuz chinês podem ser encontradas nos mercados asiáticos e nas casas de produtos naturais.

Tônico yang

Como já discuti, um objetivo importante do programa de controle de peso chinês é aumentar a energia quente (yang) dos rins. Impulsione a energia yang com este tônico notável. Cada um dos seus ingredientes estimula o chi *de seu fígado e ajuda você a entrar em forma. É também um tônico valioso para as pessoas que sofrem de falta de apetite.*

Rende 2 porções

3 xícaras de água ou caldo de carne
4 dentes de alho, descascados e picados
1 pedaço de gengibre de 5cm, descascado e ralado
5 pedaços de inhame chinês seco (ver Nota)
1/4 de colher de chá de sementes de aipo

Ferva a água ou o caldo de carne num panela de 1 litro. Junte todos os ingredientes ao líquido e mexa. Cozinhe em fogo brando durante 20 minutos ou até que o líquido se reduza a 2 xícaras. Coe e beba pelo menos duas vezes ao dia.

Nota: Os inhames chineses secos se parecem com pedaços brancos de madeira ou raiz e podem ser encontrados nas mercearias chinesas e nas casas de ervas.

SE VOCÊ É MUITO MAGRA

Os chineses acreditam que a magreza extrema resulta geralmente do excesso de energia quente e da secura. Supõe-se que a anorexia, a bulimia ou simplesmente o peso baixo decorrem de desequilíbrios nos sistemas corporais. Os alimentos que abrem o apetite são necessários para resolver esse problema, que potencialmente é tão perigoso e prejudicial quanto a obesidade.

RECEITAS PARA GANHAR PESO

Sopa de galinha com presunto (yin/yang)

Tão apetitosa quanto salutar, essa sopa nutritiva é facilmente digerida, o que faz dela uma refeição ideal para as pessoas que sofrem de falta de apetite ou de magreza extrema. As propriedades balanceadas desta saborosa refeição conferem equilíbrio ao sistema digestivo.

Rende 4 porções

1/2kg de peito de frango desossado, sem pele e sem gordura, cortado em pedaços de 2,5 cm
100g de presunto defumado, cortado em tiras
1 pedaço de gengibre de 2,5cm, descascado e ralado
1 ovo
1 colher de chá de óleo de gergelim
Sal e pimenta a gosto

Ferva 6 xícaras de água numa panela de sopa de 4 litros. Junte o frango e deixe cozinhar em fogo brando por 3 a 5 minutos, até o frango ficar branco (quase totalmente cozido). Retire o frango da água, deixe esfriar um pouco e pique o frango. Reserve o caldo.

Junte o frango, o presunto e o gengibre ao caldo e deixe ferver. Reduza a temperatura para fogo brando, tampe e cozinhe por 30 minutos. Retire. Quebre o ovo numa tigela pequena e bata com um garfo. Despeje o ovo na sopa, mexendo sempre para evitar que fique empelotado. Junte o óleo de gergelim e depois o sal e a pimenta, a gosto. Torne a ferver e sirva.

Ensopado de cordeiro com dang quai (yang)

Com dang quai *para estimular o* chi *e equilibrar a energia no estômago e no baço, esse ensopado estimulador do apetite é um prato rápido para servir a pessoas com problemas digestivos. Esse prato popular é tradicionalmente servido às pessoas que são extremamente magras.*

Rende 4 porções

1/2kg de carne de cordeiro, limpa e cortada em cubos de 2,5cm
1 pedaço de gengibre de 7,5cm, cortado em 3 pedaços e amassado
4 dentes de alho, descascados e amassados
2 cenouras grandes, descascadas e cortadas em tiras de 2,5 cm
1 folha de casca de tofu seca; deixe de molho por 2 minutos, até amolecer; corte em tiras de 2,5cm (ver Nota)
6 fatias finas de *dang quai*, aproximadamente 100g (ver Nota)
1 colher de chá de pimenta branca
Sal e pimenta a gosto

Coloque todos os ingredientes, com exceção do sal e da pimenta, numa sopeira de 2 litros com 4 xícaras de água. Tampe e cozinhe em fogo médio durante 1 hora, ou até a carne de cordeiro ficar tenra. Sal e pimenta a gosto.

Nota: A casca de tofu seca e o *dang quai* podem ser encontrados nas mercearias asiáticas e nas casas de produtos naturais.

Sopa de frango com castanhas (yin / yang)

Esta sopa ajuda a fortalecer o estômago e os intestinos e estimula o chi *na região média do corpo — especificamente o estômago. Por isso ele alimenta todo o sistema digestivo. Além de melhorar o apetite, este prato saboroso aumenta a capacidade do corpo para absorver nutrientes.*

Rende de 4 a 5 pratos

1/2kg de castanhas, sem a casca, sem pele e picadas
1/2kg de partes de frango, sem pele e sem gordura
250g de cogumelos brancos cortados ao meio
6 cebolinhas picadas
1 pedaço de gengibre de 2,5cm, descascado e cortado em tiras finas
1 colher de chá de pimenta branca
1 colher de chá de açúcar
Sal a gosto

Coloque todos os ingredientes, exceto o sal, numa panela de 4 litros com 10 xícaras de água. Deixe ferver; diminua o fogo e tampe. Cozinhe em fogo baixo por 3 horas, até a carne soltar-se dos ossos. Adicione sal a gosto. Tire os ossos antes de servir.

12
UMA VIDA DE BEM-ESTAR

MENSTRUAÇÃO, GRAVIDEZ E MENOPAUSA

Assim como mudamos através das estações do ano, também mudamos através das diferentes estações ou estágios da nossa vida. À medida que amadurecemos, nosso corpo se modifica substancialmente. Na primeira infância, os meninos e as meninas são basicamente semelhantes. Têm aproximadamente a mesma força física. A energia yang é forte e a diferença de energia entre os sexos é mínima. Esse intenso *chi* yang, combinado com a energia gerada pelos alimentos ingeridos, ajuda a desenvolver o corpo. Durante esse estado muito ativo da infância, somos capazes de comer quase tudo o que queremos, sem nos preocuparmos com o ganho de peso. O perigo inerente a isso, contudo, é que se pode desenvolver maus hábitos alimentares. A menos que se ensine à criança o equilíbrio e a moderação com relação a como e ao que elas comem, elas podem acabar sofrendo distúrbios alimentares e desenvolvendo padrões alimentares insalubres.

Quando chegamos aos 12 anos, começa a puberdade. A química do nosso corpo, incluindo o nosso metabolismo, muda. Para as mulheres, as qualidades yin femininas ocupam o primeiro plano. Enquanto os meninos permanecem num estado de energia yang, as meninas tornam-se mais fortes de um modo discreto, interno. O corpo das meninas desenvolve uma força interior e pode suportar mais dor, enquanto o corpo dos meninos se torna fisicamente mais forte.

É durante a adolescência que ocorrem as grandes mudanças físicas. Os meninos tornam-se homens, as meninas fazem-se mulheres. Os seios se desenvolvem e tem início o ciclo menstrual. Nessa época é muito importante concentrar-se no alimento e na nutrição.

Uma cliente contou-me que, quando tinha dez anos, sua mãe pediu ao seu pediatra para lhe prescrever pílulas dietéticas a fim de que ela perdesse a "gordura de bebê". Hoje, no começo dos cinqüenta anos, ela pesa cerca de vinte quilos acima do normal e lutou para perder peso a vida toda. Ela nasceu prematuramente, pesando menos de 2,2kg, mas na época em que estava na quarta série era, nas suas palavras, "a garota mais corpulenta da classe". Até essa época, ela se sentava para cada refeição diante de pratos cheios de comida e o conselho de limpar o prato. Essa combinação de quantidade alimentar e culpa lançou as bases para um sério problema de peso. Essa mulher chegou a pesar quase 160 quilos.

Os pais precisam fazer o possível para servir refeições equilibradas aos seus filhos durante a infância e a adolescência, levando-os a ingerir um mínimo de alimentos insalubres. Os pais devem também instilar bons hábitos alimentares, ensinando os filhos a comer menos alimentos de energia fria ou gelada, ou alimentos imprestáveis com poucas calorias e poucos nutrientes. Beber refrigerantes ou comer alimentos desse tipo irá afetar a saúde do estômago. Os "beliscadores" podem não extrair nutrientes suficientes dos alimentos que ingerem e, como o seu corpo ainda está se desenvolvendo, podem não ter o crescimento normal e sadio de que precisam. Ao chegar à puberdade, a criança não terá aquilo de que necessita para tornar-se um adulto sadio.

Os principais ciclos da vida da mulher são a menstruação, a gravidez e a menopausa. Cada um deles é diferente, cada um é importante, e embora se possa dizer que cada um deles controla a nossa vida, podemos controlar esses ciclos, à medida que passamos por eles, por meio da dieta, do exercício e de uma atitude.

MENSTRUAÇÃO

Um ciclo menstrual regular — normal, pontual e indolor — é sinal de boa saúde. A produção e a circulação do sangue estão em ordem. Qualquer outra coisa — irregularidade, dor em qualquer fase do ciclo, fluxo fraco ou forte — indica desequilíbrio. Estresse, perturbação emocional, hábitos alimentares errados e hiperatividade são alguns dos fatores que podem levar a um *chi* estagnante ou inadequado ou a ciclos menstruais irregulares.

A menstruação nas mulheres principia no começo da adolescência, geralmente entre os dez e os quinze anos. A menstruação é uma marca da puberdade, que normalmente começa com o desenvolvimento dos seios e o crescimento dos pêlos púbicos e axilares. É um indício sadio de maturidade e um sinal de que a mulher pode engravidar. Até o ciclo se estabelecer, esses períodos iniciais podem ser irregulares tanto na ocorrência como no fluxo. Esse processo pode durar apenas alguns meses ou até mesmo um ano. Uma vez completado o desenvolvimento, o ciclo menstrual deve ser normal, durando entre vinte e um e vinte e oito dias, ou pouco mais ou pouco menos. Os médicos chineses concordam em que a menstruação ocorre num ciclo muito semelhante ao da lua; mas não concordam com o modo de pensar ocidental segundo o qual o que é normal para uma mulher pode não ser normal para outra. Procuram estar alertas para os sinais de desequilíbrio, que eles vêem como um indício de doença. Embora a própria menstruação seja um estado normal nas mulheres, as mudanças químicas no corpo fazem com que muitas mulheres tenham sintomas como flacidez nos seios, inchaço, dor na parte inferior das costas e mesmo dores de cabeça e de estômago. Qualquer desses sintomas pode indicar *chi* estagnado no corpo.

O QUE UMA GAROTA DEVE FAZER?

Durante a menstruação, é bom evitar exercícios vigorosos. Em vez disso, faça exercícios suaves e descanse o máximo possível. A tradição chinesa diz que uma mulher deve tomar banho ou ducha com mais freqüência durante esse período; isso ajuda a melhorar a circulação e relaxa a tensão muscular. O banho não só faz você sentir-se mais limpa e mais fresca como também desestimula o desenvolvimento de bactérias. Um ciclo sadio e um fluxo forte não causarão anemia, mas é melhor não estimular o fluxo tomando bebidas alcoólicas nem fumando.

Sugiro-lhe prestar atenção no seu ciclo menstrual durante três ou quatro meses antes de fazer seu próximo exame ginecológico, a fim de que possa estar ciente do que *realmente* está acontecendo com o seu corpo. Descreva o seu fluxo — ele é desigual, pesado, fino e claro, grosso, irregular, doloroso ou simplesmente desconfortável? Como se sente antes, durante e depois do período menstrual? Você fica quente e irascível, fria e fraca, mucosa (cheia de muco) ou inchada e deprimida?

Depois de identificar esses sintomas, você poderá usar os tônicos herbáceos apropriados para estimular ou desbloquear o fluxo de *chi* e restaurar o equilíbrio. Você quererá comer alimentos que aliviem o desconforto e restituir ao corpo o equilíbrio, evitando os alimentos que aumentam os sintomas desagradáveis.

Se o seu fluxo menstrual é fino, de cor vermelho-claro e dura apenas dois ou três dias, seu corpo está mostrando sinais de uma deficiência de energia yang ou quente. Você provavelmente notará também que a sua língua está descorada. Nesse caso, você quererá comer alimentos que estimulem o *chi* e aumentem a energia quente. Coma mais feijões vermelhos, feijões-fradinhos, açúcar mascavo, tâmaras vermelhas chinesas, tâmaras pretas, uvas, framboesas, carne de porco, fígado de vaca e aves. Evite alimentos fritos, que têm excessiva energia quente, ou com muito sal. Limite também os alimentos crus, já que quase sempre eles são difíceis de digerir.

Por outro lado, o seu ciclo pode ser "normal", chegando a cada 21 a 28 dias, mas o fluxo pode ser grosso e escuro e pode durar seis ou sete dias, em vez de quatro ou cinco, que é o mais normal. Os médicos chineses vêem esses sintomas como indicativos de uma síndrome de energia quente ou yang. Para aliviar isso, coma alimentos e tome bebidas tônicas que ajudem a diminuir o calor e a esfriar o sangue — melancia, mexilhões, tofu, peixe, milho, banana, tomate, amendoim, pato. Evite quaisquer alimentos fritos e assados e os que sejam especialmente condimentados, como os pratos temperados com caril e pimenta. Evite peixe, cordeiro, bife e frango, manga, ovo, tâmara e alimentos análogos, pois têm demasiada energia quente ou *chi* yang para seu corpo processar durante esse período.

ALERTA TPM

Um dos problemas femininos pouco compreendidos pode ser a tensão pré-menstrual — TPM. Pode durar alguns dias ou algumas semanas todos os meses. Os sintomas desse torvelinho de emoções e hormônios vão desde irritabilidade, melancolia, fadiga, agitação, desorientação e desatenção até depressão profunda, retenção de fluidos, cãibras, inchaço, flacidez nos seios e violentas oscilações de humor. O grau de sofrimento depende de qual dos Cinco Elementos está envolvido.

Em geral, os elementos terra e madeira trabalham juntos, afetando os órgãos associados a cada um deles (ver página 38). Quando o elemento terra é deficiente, o funcionamento do baço e do pâncreas pode ser afetado. Isso resulta em desequilíbrio no açúcar do sangue e em perda de atenção e concentração. Quando o *chi* madeira é fraco ou estagnado, o fígado e a vesícula biliar ficam fora de equilíbrio. Isso causa perda de cálcio no corpo, resultando em fraqueza muscular, palpitações cardíacas, nervosismo, agitação e dispersão ou incapacidade de concentração. O bloqueio de *chi* nesses órgãos também resulta em agitação ou irritação.

Muitas pessoas sentem um desejo intenso de alimentos — especialmente doces e iguarias condimentadas — por causa desses desequilíbrios. Esse desejo pode ser tão intenso, que elas podem ser mais bem descritas como viciadas em alimentos. A vontade de ingerir açúcar indica *chi* fraco nos órgãos-terra, o estômago e o baço. O desejo de alimentos quentes e condimentados corresponde à inflamação e à irritação dos órgãos-madeira, o fígado e a vesícula biliar.

Para aliviar os sintomas de TPM, evite alimentos oleosos ou fritos, alimentos quentes e condimentados (incluindo o alho), álcool, cafeína, trigo e doces processados. Em vez deles, coma alimentos neutros em energia durante esse período e ingira alimentos refrescantes regularmente, o que irá evitar que a energia quente lhe cause mal-estar — chá verde, maçã, sementes de erva-doce, semente de cariz, rabanete, hortelã, morango, melancia, mexilhão, peixe e tofu. Tente beber chá básico de ginseng (página 67) ou chá de orquídea silvestre (página 69) para aliviar o mal-estar. Ou tente fazer qualquer das receitas abaixo.

RECEITAS PARA FACILITAR A MENSTRUAÇÃO

Sopa de feijão vermelho com carpa (yin/yang)

Esta saborosíssima sopa de peixe com feijão é útil no controle de inchaços e cãibras pré e pós-mestruais. Os feijões vermelhos azúki estimulam a circulação e a eliminação de fluidos, enquanto o amendoim atua como um tônico para o sangue e o baço. O feijão-fradinho nutre e fortalece o fígado e os rins e também diminui a retenção de fluidos. A carpa serve para fortalecer o baço, aliviar edemas, ativar o sangue e purificar os meridianos para o chi. As mulheres grávidas e com filhos recém-nascidos poderão tirar proveito desta sopa. Ela favorece até mesmo a produção de leite! Se esta sopa for leve demais para o seu gosto, você poderá acrescentar cenoura, cebola, açafrão-da-índia, manjericão ou qualquer coisa que estimule o seu apetite.

Rende 6 pratos principais

1 colher de sopa de óleo vegetal
1 pedaço de gengibre de 1,5cm, descascado e cortado em tiras finas
1/2kg de carpa ou outro filé de peixe de carne branca, cortado em pedaços de 5 cm
1/4 de xícara de feijão-azúki (vermelho), lavado e colocado de molho durante a noite (ver Nota)
1/4 de xícara de feijão-fradinho, lavado e colocado de molho durante a noite (ver Nota)
1/4 de xícara de amendoim cru, sem casca e sem película
Sal a gosto
1/4 de colher de chá de pimenta-de-caiena, a gosto

Esquente o óleo vegetal numa panela de ferro. Doure levemente o gengibre, retire da panela e frite o peixe até dourar. Seque em toalhas de papel.

Ferva 10 xícaras de água numa panela de 4 litros. Junte o feijão e o gengibre; torne a ferver. Cozinhe em fogo brando durante 30 minutos. Junte o amendoim e o peixe. Continue cozinhando em fogo brando até o feijão e o amendoim amolecerem. Acrescente sal e pimenta a gosto.

Nota: Se não quiser deixar o feijão de molho, coloque-o numa panela, cubra com água 2,5cm acima dos feijões e ferva por 30 minutos. Escorra a água e cozinhe de acordo com a receita.

Salada de frutas com tofu para prevenção da TPM (yin)

Este prato não é propriamente chinês, mas é uma receita que segue os princípios chineses. Esta salada traz muita tranqüilidade, ajudando a evitar os males causados pela TPM. O tofu traz um regalo à mesa. Feito de soja, ele contém um fitoestrogênio natural que ajuda a estabilizar o sistema reprodutivo.

Rende 4 pratos principais ou 6 guarnições

1 pêra madura
1 maçã
4 morangos grandes
1 manga madura
250g de tofu compacto
Folhas de alface (opcional)

Tempero da Salada
200ml de iogurte desnatado
2 colheres de sopa de suco de laranja
1 colher de chá de sementes de erva-doce

Lave as frutas. Se preferir, descasque a pêra e a maçã. Descaroce a pêra e a maçã e corte-as em cubos pequenos. Descasque a manga, tire o caroço e corte-a em cubos pequenos. Coloque todas as frutas numa tigela de vidro grande.

Pressione o tofu para tirar o excesso de umidade. Corte em cubos de 1,5cm. Junte à tigela de frutas e bata no liqüidificador. Cubra com um invólucro plástico e deixe na geladeira enquanto prepara a salada. Numa tigela pequena de vidro, bata o iogurte, o suco de laranja e as sementes de erva-doce. Despeje sobre a mistura de frutas e tofu e mexa suavemente para misturar.

Sirva sobre folhas de alface, se desejar.

Chá para combater a cãibra (yin/yang)

Uma das ervas fêmeas mais eficazes na tradição herbácea chinesa é o dang quai. *Tônico poderoso que fortalece o* chi *no estômago e no baço, ele equilibra os hormônios femininos, tornando-se útil para o tratamento das cãibras, para regular o fluxo menstrual e aliviar outros sintomas de TPM. O gosto levemente amargo do* dang quai *é adoçado pela adição de tâmaras vermelhas chinesas, que melhoram a circulação de* chi, *e de sementes de erva-doce, que têm propriedades anticãibras e diuréticas.*

Rende 2 porções

1 pedaço de *dang quai* de 1,5 cm (ver Nota)
10 tâmaras vermelhas chinesas (ver Nota)
1 colher de chá de sementes de erva-doce

Ferva 3 xícaras de água numa panela de1 litro. Junte todos os ingredientes. Cozinhe em fogo brando por 20 minutos ou até que o líquido se reduza a 2 xícaras. Coe e beba pelo menos duas vezes ao dia para combater as cãibras.

Nota: O *dang quai* e as tâmaras vermelhas chinesas podem ser encontrados nas mercearias asiáticas e nas casas de ervas.

Chá de cardamomo com hortelã (yin/yang)

Diminua o calor do seu corpo com esse chá suave e calmante. Tanto as sementes de cardamomo quanto as folhas de hortelã são eficazes para estimular o fluxo de chi *através do estômago e do baço, ao mesmo tempo que removem as toxinas do fígado e da vesícula biliar.*

Rende 1 porção

1 colher de sopa de hortelã seca
4 a 6 sementes de cardamomo
Mel a gosto

Ferva 1 1/2 xícara de água. Junte as folhas de hortelã e as sementes de cardamomo. Torne a ferver; reduza para fogo brando. Cubra e cozinhe durante 5 minutos. Adoce com mel a gosto. Beba quente.

Suco de morango com abacaxi (yin/yang)

Aqui está um suco de frutas refrescante que aliviará os sintomas de TPM, esfriando a energia quente no seu sistema. A doçura das frutas ajuda a regular o açúcar no sangue e, conseqüentemente, a aliviar as cãibras. O pó de proteína torna este suco adequado como desjejum.

Rende 1 porção

1 xícara de cubos de abacaxi fresco, pedaços de abacaxi enlatados ou abacaxi amassado
4 a 6 morangos frescos de tamanho médio
1 colher de chá de pó de proteína
3 ou 4 cubos de gelo

Coloque todos os ingredientes no copo do liqüidificador e bata até ficar bem espumante.

GRAVIDEZ

Esta parte do livro é especialmente importante para mim. Minha gravidez foi extremamente fácil; no entanto, minha amiga Susan, que engravidou ao mesmo tempo que eu, passou por maus bocados. Ela procurou desesperadamente soluções para acabar com o enjôo matinal, a azia constante, a intensa produção de saliva e a perda de apetite. Com exceção dos tabletes antiácidos, que ela mascava sem parar desde que se levantava da cama, qualquer medicamento prescrito para deter a náusea acabava piorando os sintomas. O cheiro de comida revolvia-lhe o estômago; tudo o que comia ou bebia era demasiado amargo ou nauseante. Só conseguia ingerir dois alimentos — *zucchini*, levemente grelhado, sem óleo e sem sal, e bolachas de água e sal. Isso durou até o sétimo mês. Segundo a medicina chinesa tradicional, ela estava com o estômago e o baço fracos antes de engravidar. Sua gravidez não fez mais que trazer isso à tona, da mesma forma que a gravidez traz à tona o diabetes nas mulheres que antes da gravidez têm problemas nos rins e no pâncreas. Em geral esses sintomas desaparecem depois da gravidez.

Nem todas passam por esses problemas.

Minha amiga modelo Ann era incrível. Ela ganhou apenas oito quilos de peso, e 3,5 deles eram do seu lindo e sadio bebê. Fazia exercícios na academia quase diariamente, tal como antes da gravidez. Com a supervisão de sua obstetra, ela e sua treinadora desenvolveram um programa destinado a mantê-la em forma e ao mesmo tempo proteger o bebê. Ann escutou o seu corpo e agiu com prudência e moderação.

Minha amiga Marsha é corredora. Estava na casa dos quarenta, em seus últimos anos de fertilidade, quando engravidou. Durante o primeiro trimestre, interrompeu as corridas e caminhadas e, com a aprovação de seu médico, dedicou-se a pequenas corridas no segundo trimestre. Manteve o seu programa de exercícios durante toda a gravidez.

Tanto Ann quanto Marsha comiam de forma equilibrada antes de ficarem grávidas, de sorte que foi fácil para elas manter hábitos alimentares sadios durante a gravidez. Ambas recuperaram o peso que tinham antes da gravidez.

COMER DURANTE A GRAVIDEZ

A maioria das mulheres não presta muita atenção aos seus hábitos alimentares antes de resolverem ter um bebê ou, como acontece com freqüência, até que já estejam grávidas. Muitas farão exercícios na academia, tomarão leite desnatado e seguirão uma dieta de baixas calorias porque não querem incorrer na síndrome de "perder peso mais tarde"; rapidamente elas voltam à boa forma. É importante manter o nível de atividade — e exercício — e estabelecer bons hábitos alimentares durante a gravidez.

Se você tem hábitos alimentares sadios — o que não significa que seja um "bom garfo" —, já está dando ao seu bebê um começo sadio. Como dizem os chineses, tudo com moderação. Os clínicos gerais do Oriente e do Ocidente dão muita importância à manutenção de um corpo sadio e equilibrado durante a vida. Concordam em que isso é principalmente válido durante os meses de gravidez, de modo que o corpo da mulher possa nutrir e manter uma nova vida em seu ventre.

TENHA UM COMEÇO DE GRAVIDEZ SEGURO E SADIO

Consulte o seu médico já na época em que resolver ter um filho. Se isso não for possível, consulte o seu médico ou um clínico geral assim que suspeitar que está grávida. Uma dieta nutritiva e um programa de saúde apropriado irão colocar você no caminho certo para um parto seguro e sadio.

No Ocidente, as mulheres grávidas são afortunadas, pois a maioria delas será bem informada pelos seus médicos acerca de nutrição e exercícios. Existem numerosos livros sobre gravidez, assim como um amplo apoio de organizações como hospitais, companhias de seguro e mesmo centros comunitários e igrejas. Peça ao seu médico ou parteira que a encaminhe para cursos onde se ministrem aulas sobre parto e maternidade. Pergunte às suas amigas o que elas fizeram; não se limite a ouvir suas histórias de horror. As mulheres que pretendem amamentar os seus recém-nascidos podem entrar em contato com a Liga La Leche local para obter informações e apoio mesmo antes que os seus bebês venham à luz. Desse modo elas serão capazes de tomar uma boa decisão sobre essa parte importante da vida do bebê.

Durante a gravidez, o bebê que está dentro de você confia no seu corpo para receber todos os nutrientes de que necessita para desenvolver cada parte do corpo dele — todos os órgãos-chave, cérebro, músculos, tecidos. Já que o seu bebê tira de você tudo o que necessita para se desenvolver, você precisa ter vitaminas, minerais e outros nutrientes em quantidade suficiente para ambos. Se não os tiver, tanto você quanto ele irão sofrer as conseqüências.

Costumava-se dizer às mulheres grávidas que estavam "comendo por dois". Isso é verdade... mas só até certo ponto. Você *de fato* necessita de vitaminas e minerais durante a gravidez a fim de que você e o seu bebê fiquem sadios e fortes. O que você *não* precisa é de calorias e gorduras extras.

Durante a gravidez, seu apetite mudará. Os sentidos do paladar e do olfato estarão intensificados. Você poderá sentir náuseas nos primeiros três meses, depois das refeições ou a qualquer hora do dia. Com certeza você já ouviu falar daqueles estranhos desejos — sorvetes de morango e picles, ketchup e geléia em tudo. Às vezes, parece que cada célula do seu corpo está no programa do bebê e seus hormônios parecem estar enlouquecidos. Para enfrentar essa perturbação, tente comer pequenas refeições várias vezes ao dia. Certifique-se de que elas são nutricionalmente balanceadas. Ingira menos alimentos com energia fria e fresca.

O enjôo matinal não é algo inevitável. De acordo com a teoria chinesa, a náusea e o vômito ocorrem quando o estômago e o baço estão fracos e o estômago e o fígado não estão em sincronia. O alimento não consegue passar através do trato digestivo por causa do *chi* estagnado. Se você sofre de enjôo matinal, essa condição provavelmente já existia antes da gravidez; no entanto, com as profundas mudanças sobrevindas com a gravidez, ela se torna mais pronunciada. Você provavelmente se sentirá cansada, fraca e sonolenta. Sua língua ficará pálida e com uma camada branca, podendo apresentar um "pêlo" amarelo. Seu vômito poderá ter um gosto azedo ou amargo — indicação segura de que o estômago e o fígado estão em desequilíbrio. Você poderá ter uma sensação de plenitude ou pressão no peito e sentir muita sede, talvez com a esperança de tirar esse gosto amargo de sua boca.

Em vez de recorrer a medicamentos, recomendo as seguintes bebidas, muito eficientes no sentido de restabelecer o seu estômago e combater a náusea. Você poderá querer manter bolachas de água e sal em seu criado-mudo e comer uma antes de levantar-se pela manhã.

RECEITAS QUE ALIVIAM OS PROBLEMAS DA GRAVIDEZ

Para aliviar o enjôo matinal (yin/yang)

Perfeitamente segura para você e seu bebê, esta é uma importante receita para mulheres grávidas que sofrem de náuseas e vômitos. Essas condições são causadas por fraqueza no estômago e no baço. Para aliviá-las, tome este suave caldo de cana misturado com o suco de gengibre. Misture uma porção e mantenha-a na geladeira para que possa usá-la segundo as suas necessidades.

Rende 250ml

1 colher de suco de gengibre
250ml de caldo de cana

Misture os dois sucos. Mantenha bem fechado numa garrafa na geladeira até precisar usar. Tome lentamente o necessário para aliviar a náusea. Você provavelmente não precisará de mais de meio copo.

Nota: O suco de gengibre e o caldo de cana podem ser encontrados na maioria das casas de produtos naturais. O simples xarope, feito de açúcar granulado e água, não tem as propriedades nutritivas do caldo de cana.

Leite quente com gengibre (yin/yang)

Outra bebida capaz de aliviar a náusea, o leite quente com gengibre, acalma o baço e o estômago. É bom para o enjôo matinal, a qualquer hora do dia em que sobrevenha a náusea.

Rende 1 porção

250ml de leite
1 colher de chá a 1 colher de sopa de suco de gengibre

Esquente o leite com o suco de gengibre a gosto até começar a borbulhar; não deixe ferver. Mexa freqüentemente para evitar que grude. Beba quente.

Chá de ameixa-preta seca (yin/yang)

A combinação de passas de ameixa-preta seca, gengibre e açúcar mascavo neutraliza a náusea amarga que resulta dos bloqueios e desequilíbrios no estômago e no fígado. Se você sentir um gosto amargo na boca, este chá lhe dará alívio quase imediato.

Rende 1 porção

1 pedaço de gengibre de 1,5cm, ou a gosto, descascado, cortado em 3 pedaços e amassado
2 ameixas-pretas secas (ver Nota)
1 colher de sopa de açúcar mascavo, ou a gosto

Coloque todos os ingredientes numa panela com 2 xícaras de água e deixe ferver. Reduza para fogo brando e cozinhe por 10 a 15 minutos, até que o líquido se reduza pela metade. Coe e acrescente mais açúcar se desejar. Beba quente.

Nota: A ameixa-preta seca pode ser encontrada nas casas de produtos naturais e nas mercearias asiáticas.

PARA A SEGURANÇA DO SEU BEBÊ

Tudo o que você põe na boca é passado diretamente ao seu bebê através da placenta. Assim, falando de maneira geral, todas as drogas e a maioria das ervas, especialmente as ervas medicinais, devem ser evitadas durante a gravidez, mesmo que você apenas *ache* que pode estar grávida. Um exemplo do modo como uma erva benfazeja e útil pode pôr fim à sua gravidez é o *tienchi*, erva que quase sempre é vendida em cápsulas e que costuma ser usada para regular o fluxo sanguíneo menstrual e as cãibras. Não use essa droga herbácea se estiver tentando engravidar ou se acha que está grávida. O *tienchi* tratará um embrião exatamente como outro coágulo sanguíneo e o expelirá de seu corpo. O álcool, a nicotina, os preservativos, os corantes alimentares e os adoçantes artificiais são passados ao seu bebê e podem causar doença e até mesmo defeitos de nascença. Do mesmo modo, se você contrair um resfriado ou uma gripe quando estiver grávida, seu filho em gestação sofrerá junto com você. Portanto, você deve tomar todas as precauções para não adoecer. Alimente-se bem, tome as vitaminas e os suplementos que o médico prescrever e repouse o máximo possível. Se adoecer, trate-se através da *nutrição* e não da medicina, de acordo com a prática chinesa.

Ingira alimentos com alto teor nutritivo e fáceis de digerir; soja, leite de soja, tofu e outros produtos de soja; carne de porco magra; verduras como espinafre e couve; tomate; e frutas como pêra, maçã, laranja, tangerina, mexerica e uva.

Pelo menos durante o primeiro trimestre, evite alimentos crus, com exceção das frutas, assim como alimentos de temperatura excessivamente fria, como sorvetes e bebidas e alimentos gelados. Pesquisas chinesas mostraram que os alimentos demasiadamente frios podem causar aborto no começo da gravidez. Deve-se evitar igualmente especiarias como pimenta e caril. Se quiser, no final da sua gravidez você poderá adicionar esses alimentos à sua dieta — com moderação.

ALIVIE A RETENÇÃO DE ÁGUA

Durante o segundo trimestre de gravidez, a retenção de água pode constituir um problema. Você poderá notar que o seu rosto está intumescido e os dedos das mãos estão inchados, que você não consegue tirar nem pôr anéis neles; seus pés poderão estar tão inchados, que você não consegue calçar os sapatos. Embora o edema ou inchaço relacionado com a gravidez não costume ser perigoso, não se deve subestimá-lo, pois tem o potencial de prejudicar o bebê. Converse com o seu obstetra sobre isso.

A retenção de água indica deficiência de yang no baço e nos rins. Se você tem o *chi* do estômago e do baço fracos, ou se comeu alimentos crus e frios em excesso, o *chi* do seu baço pode ficar obstruído. Isso leva a uma precária circulação de água no seu corpo e você incha — principalmente no rosto e nos membros. Os chineses dão muita ênfase ao fortalecimento do baço e ao aquecimento dos rins para aliviar o edema. Ingira alimentos com energia yang para acabar com a água e o inchaço. Lembre-se sempre de cuidar do bebê em gestação ingerindo alimentos que sejam quentes em vez de secos ou frios.

Os alimentos recomendados incluem arroz, macarrão, feijão-azúki (vermelho), melão-amargo, carne de porco e presunto magros, fígado e frango.

Evite alimentos gelados, crus, gordurosos, oleosos e salgados, pois podem obstruir o *chi* do baço e dos rins. Evite também alimentos que sejam demasiado quentes — como café, bebidas alcoólicas, caril, pimentão picante, peixe defumado —, pois podem estimular em excesso o bebê em gestação.

Sopa de peixe com melão-amargo (yin/yang)

O melão-amargo ajuda a desintoxicar o sistema, evitando o intumescimento causado pela retenção de fluido durante a gravidez. O uso de gengibre, flocos de pimentão e óleo de gergelim confere a esse prato energia suficiente para torná-lo uma refeição particularmente salutar para a futura mãe.

Rende 3 pratos principais

250g de filé de peixe (linguado, carpa, salmão, etc.), cortado em pedaços de 5cm
250g de melão-amargo, sem as sementes e cortado em pedaços de 5cm (ver Nota)
2 talos de aipo, cortados em pedaços de 5 cm
1 pedaço de gengibre de 1,5cm, descascado e finamente fatiado
1/2 colher de chá de flocos secos de pimentão vermelho
1 colher de sopa de molho de soja
1/2 colher de chá de óleo de gergelim

Coloque todos os ingredientes numa panela de 2 litros e adicione 5 xícaras de água. Deixe ferver, reduza o fogo e cozinhe em fogo brando por 20 a 30 minutos, até o peixe ficar bem cozido.

Nota: O melão-amargo pode ser encontrado nas mercearias asiáticas e em algumas casas do ramo.

Sopa de tâmara vermelha com amendoim (yang)

Outro tônico para o baço, esta sopa aumenta a energia yang nesse órgão e ajuda o rim a funcionar de modo a aliviar o edema sem risco para o bebê.

Rende 4 pratos principais

1/2 xícara de feijão-azúki (vermelho)
1 colher de sopa de óleo vegetal
3 a 4 dentes de alho, descascados e amassados
250 g de amendoim cru, posto de molho em água quente e com a película retirada
12 tâmaras vermelhas chinesas
250g de filé de peixe (carpa, linguado, etc.).
1 pedaço de gengibre de 1,5cm, descascado e cortado em 3 pedaços

Lave o feijão-azúki e, numa panela de 1 litro, cubra o feijão com água e deixe ferver. Reduza para fogo brando e cozinhe por 15 minutos. Escorra a água do feijão.

Esquente o óleo numa panela de 2 litros. Frite o alho, mexendo rapidamente; junte o amendoim e mexa. Junte as tâmaras vermelhas, o feijão e 6 xícaras de água. Deixe ferver; reduza o fogo e cozinhe por 1 hora, ou até que o amendoim e o feijão estejam quase suficientemente macios. Junte o peixe e o gengibre. Torne a ferver; reduza para fogo médio e continue cozinhando por 30 a 45 minutos, até o peixe cozinhar e o amendoim e o feijão ficarem macios.

CONSTIPAÇÃO

Outro problema na gravidez é a constipação. Desde o começo de sua gravidez, procure manter regular o funcionamento dos intestinos por meio de uma dieta equilibrada que inclua legumes em abundância. Isso é importante porque, durante os últimos meses, geralmente a partir do sexto mês, quando o bebê está crescendo e sentando-se sobre o intestino, o funcionamento normal desse órgão pode ser afetado. Consulte o Capítulo 4, onde apresento métodos chineses para o tratamento de problemas de constipação.

PARA AS MÃES QUE AMAMENTAM

Ganhei dezesseis quilos durante a minha gravidez. Como eu meço 1,73m e pesava 55 quilos, ninguém notou que eu estava grávida até o quarto mês. Depois que Samantha nasceu, não fiz "dieta" porque estava amamentando. Apenas comia sensatamente, segundo o meu costume. No entanto, devo admitir que durante os primeiros meses de amamentação eu estava constantemente com fome. Meu corpo pedia bife ou sopa de frango com gengibre (ver página 218) e arroz ou outros alimentos mais substanciosos. Logo que começava a amamentar o bebê, ficava com fome. Meu corpo precisava de alimento a fim de produzir mais alimento para o bebê.

Depois que Samantha parou de mamar no peito, perdi 2,25kg e depois mais 4,5kg, o que fez com que eu voltasse ao peso normal. Isso aconteceu em cerca de dois meses, sem que eu seguisse uma dieta especial. Tive sorte, porque sou muito sensível ao que o meu corpo deseja e necessita, e eu também sei o que é bom para mim — legumes em abundância. É interessante que, tão logo o meu corpo voltou ao seu peso normal, perdi a vontade de comer carne vermelha.

Os chineses dão especial atenção à nutrição das mães que amamentam. A gravidez tira muita coisa do corpo de uma mulher, e o mesmo ocorre com a amamentação. Para que tanto você quanto o seu filho sejam sadios, você precisa contar com muito alimento nutritivo para proporcionar equilíbrio a ambos os corpos. Enquanto está amamentando, não permita que o seu bebê tenha cólicas ou dores no estômago, evitando alimentos crus e alimentos ricos em energia yin ou fria. Consulte a lista de alimentos apresentada na página 53 para refrescar a memória. Desculpe-me, mas isso inclui sorvete e bebidas geladas. Os alimentos ricos em energia fria podem passar para o seu bebê e provocar cólica. São simplesmente fortes demais para o sistema digestivo imaturo de um bebê. Coma alimentos que sejam equilibrados — neste livro existem muitas receitas para sopas e pratos principais que ao mesmo tempo estimularão o seu apetite e manterão você forte e sadia durante essa importante época da sua vida.

Para aumentar a produção de leite, você precisa ingerir alimentos que estimulem a lactação — sementes de gergelim, carpa e outros peixes de carne branca, frango, ovos, folhas e sementes de alface, mamão, amendoim e camarão. Evite o malte (como o contido na cerveja, na maltodextrina e no leite maltado), feijão-preto e café.

RECEITAS PARA AS MÃES QUE AMAMENTAM

Sopa de frango com gengibre (yang)

A melhor opção dentre as sopas tônicas oferecidas às novas mamães, a sopa de frango com gengibre restaura o equilíbrio do corpo ao mesmo tempo que o nutre internamente. Fornece a energia quente que seu corpo necessita depois da gravidez e do parto... e é boa para quem esteja com os pés e as mãos gelados.

Rende 1 prato principal ou 2 entradas

1 colher de sopa de óleo vegetal
1 pedaço de gengibre de 7cm, ralado ou amassado
1 peito ou 2 coxas de frango, sem a pele e cortados em cubos
1/2 xícara de vinho de arroz
Sal a gosto

Esquente o óleo, coloque o gengibre e o frango e mexa bem. Junte o vinho e 1/2 xícara de água. Ferva e sirva. Tempere com sal, se desejar.

Ovos temperados com sal e gergelim (yin/yang)

Para desjejum, almoço ou uma refeição rápida, as mães que amamentam quererão experimentar este prato de fácil preparo. As sementes de gergelim têm propriedades especiais que estimulam a lactação. Os ovos são ricos em proteínas e em outros nutrientes que favorecem a lactação.

Rende 2 porções

3 colheres de sopa de sementes de gergelim lavadas
2 colheres de sopa de sal
2 ovos bem cozidos

Aqueça uma frigideira em fogo alto. Mude para fogo baixo, junte as sementes de gergelim e mexa com óleo até elas secarem e você poder sentir o aroma — 5 a 7 minutos. Mexa com sal e misture bem.

Retire a casca dos ovos. Passe o ovo no sal com gergelim e coma-o. As mães que estiverem produzindo leite em demasia não devem comer este molho com freqüência, pois as sementes de gergelim *estimulam* a lactação.

Frango com gergelim (yang)

Este foi um dos primeiros pratos que provei depois que minha filha nasceu. Estava amamentando e precisava de alimentos que me estimulassem o apetite e ajudassem a digestão. Como a sopa de frango com gengibre, este prato não só auxilia a digestão como também aquece a energia interna.

Rende 4 pratos principais

3 colheres de sopa de óleo vegetal
1 pedaço de gengibre de 1,5cm, descascado e cortado em tiras finas
2 ou mais dentes de alho (a gosto), descascados e amassados
1 cebola média, fatiada em pedaços de 0,5cm
1/2kg de peito de frango, sem pele, desossado e cortado em pedaços de 1,5cm
2 colheres de sopa de molho de soja
1 colher de sopa de óleo de gergelim
1 colher de chá de açúcar granulado
Sal e pimenta a gosto
1 colher de sopa de sementes de gergelim torradas

Aqueça o óleo vegetal numa panela grande. Junte o gengibre e o alho e cozinhe, mexendo sempre, por 1 a 2 minutos, até o alho ficar bem dourado. Adicione a cebola e o frango. Junte o molho de soja, o óleo de gergelim e o açúcar. Cozinhe, mexendo sempre, por cerca de 5 minutos ou até o frango ficar bem cozido. Tempere com sal a gosto. Retire do fogo e salpique com sementes de gergelim torradas. Mexa bem.

Sirva com arroz, se desejar.

MENOPAUSA

A menopausa não é uma sentença de morte. Significa apenas uma mudança de vida... quase sempre para melhor. As mulheres que temiam a gravidez estão livres; as que sofriam de TPM crônica já não precisam enfrentar esse distúrbio mensal. A menopausa ocorre nas mulheres entre os 45 e os cinqüenta anos ou cinqüenta e poucos anos. As mudanças químicas e hormonais interrompem o processo de ovulação e menstruação. Isso não acontece de um momento para outro, como ao se acender uma luz. Leva tempo, às vezes dois, três anos, ou mais.

Os chineses acreditam que, se você estiver gozando de boa saúde e de um bom estado mental, terá poucos problemas durante essa nova fase da vida. A menopausa começa com irregularidades no ciclo menstrual, tanto na sua duração como no seu fluxo. Cerca de 80% de todas as mulheres apresentam alguns sintomas — suores noturnos, insônia, cansaço, excitabilidade e irritação, tontura, desatenção, vista embaçada, inchaço, esquecimento, aumento de transpiração ou "calores". Existem também problemas emocionais decorrentes da menopausa, já que muitas mulheres deploram a perda da fertilidade.

Os chineses tratam dos sintomas da menopausa da mesma forma que tratariam outros desequilíbrios do corpo, especialmente os desequilíbrios renais. Os "calores" indicam excesso de energia yang, e seu alívio requer alimentos frescos ou yin. A secura vaginal é sintomática de excesso de energia yin. Esse problema é mitigado por alimentos e produtos tópicos que esfriam a energia quente responsável pela diminuição da umidade natural do corpo. Algumas mulheres apresentam deficiências tanto yin quanto yang, o que pode ser particularmente incômodo e estressante. Ambas as deficiências podem afetar o funcionamento do coração, do baço e do fígado, o que torna a restauração do equilíbrio dos rins muito importante para a saúde e o bem-estar da mulher.

Podem ocorrer deficiências yin nos rins, como tonturas, dores de cabeça, visão embaçada, zumbido nos ouvidos, "calores", transpiração excessiva e suores noturnos ou mesmo pressão alta. Outros sintomas: parte inferior do corpo dolorida, agitação, sono perturbado por sonhos, boca seca e língua muito vermelha.

Os indicadores de uma deficiência yang nos rins incluem também dores de cabeça e visão embaçada, assim como dor na parte inferior das costas, membros frios, fraqueza e cansaço intensos e sono agitado interrompido por urinação freqüente. Há quase sempre perda de paladar e a língua apresenta-se descorada. No início da menopausa, a menstruação irregular é comum e até mesmo esperada; no entanto, quando há uma diminuição de energia yang nos rins, o fluxo varia de denso a esparso, havendo às vezes períodos de vários meses de interrupção.

A maioria desses sintomas pode ser aliviada com uma dieta rica em alimentos que nutrem os rins.

ALIMENTOS QUE COMBATEM OS SINTOMAS DA MENOPAUSA

Frutas e castanhas: maçã, damasco, banana, caju, coco, figo, toronja, laranja (especialmente tangerina), mamão, amendoim, caqui, ameixa seca e ameixa, nozes, melancia.

Legumes e verduras: feijão-azúki (vermelho), brócolos, repolho, mamona, aipo, repolho chinês, milho, pepino, berinjela, feijão verde, feijão-comum, lentilha, alface, pastinaga, batata, cogumelo *shiitake*, ervilha, espinafre, batata-doce, tomate, nabos, agrião, *zucchini* e outros tipos de abóbora.

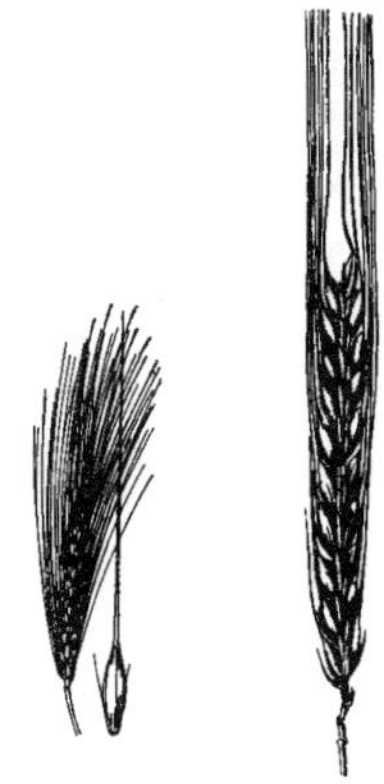

Cevada *(Hordeum vulgare)*

Proteínas: ovos, peixe, cordeiro, leite, porco, *tempeh*, tofu, iogurte.

Cereais e sementes: cevada, semente preta de gergelim, arroz integral, aveia, amendoim, semente de girassol, nozes, arroz selvagem.

Miscelânea: manjericão, ginseng, mel, óleo de gergelim, molho de soja.

ALIMENTOS A EVITAR

Álcool e carne vermelha, salsa chinesa (coentro), café e outras formas de cafeína, maçã assada, carne defumada, produtos lácteos (exceto iogurte), alimentos fritos e gordurosos, alimentos condimentados, alimentos processados ou picantes.

SUBSTITUTOS DO ESTROGÊNIO NATURAL

Muitas das mudanças associadas ao *fim* da menstruação são atribuídas ao fato de o corpo não mais produzir estrogênio. Níveis inferiores de estrogênio podem causar "calores", secura vaginal, pele seca, rigidez nas juntas, artrite e perda de densidade óssea, assim como endurecimento das artérias. Para compensar essa perda, o estrogênio sintético costuma ser prescrito pelos médicos ocidentais. No entanto, o uso de estrogênio sintético tem os seus inconvenientes, principalmente o maior risco de câncer mamário ou uterino. Mesmo a pequena dose de progesterona freqüentemente prescrita pelos médicos ocidentais para trazer equilíbrio a um programa de substituição de estrogênio tem resultado em coagulação sanguínea, doença na vesícula biliar, asma e ataques apopléticos.

Os médicos chineses tradicionais tiveram muito sucesso ao tratar da menopausa com uma variedade de alimentos e ervas que libertam a circulação dos fluidos do corpo ao mesmo tempo que equilibram o *chi*, o fluxo sanguíneo, os fluidos do corpo e os hormônios.

Os mais conhecidos desses alimentos naturais substitutivos do estrogênio são o inhame mexicano e os alimentos de soja, incluindo o tofu, o *tempeh* e brotos diversos. Outros que se ajustam muito bem numa dieta balanceada são: broto de alfafa (grandes para saladas), maçã, cevada, beterraba, feijão-preto, feijão-fradinho, couve, cenoura, caju, cereja, ervilha, broto de trevo (outro saboroso ingrediente de saladas), milho e óleo de milho, pepino, erva-doce, alho, feijão *mung* verde, lúpulo, legumes, alcaçuz, aveia, azeitonas e azeite de oliva, mamão, ameixa, batata, moranga, feijão-comum, ruibarbo, arroz, salva, semente de gergelim, abóboras, semente de girassol e trigo integral. Linhaça e óleo de linhaça — salpicados em saladas de verduras e legumes — favorecem a absorção dos nutrientes, hidratam os intestinos e facilitam a substituição do estrogênio natural.

As ervas estrogênicas que fazem parte do método chinês de combate aos sintomas da menopausa incluem as flores frescas e secas do dente-de-leão, *dang quai*, folhas de *ginkgo*, raiz de ginseng, raiz de alcaçuz chinês, framboesa e folha de framboesa, erva-de-são-joão, inhame chinês e geléia real.

OBSERVAÇÕES SOBRE OS "CALORES"

Há séculos as mulheres chinesas vêm tendo no *fengwang*, ou geléia real, uma das melhores maneiras de combater o aparecimento dos "calores" comumente associados à menopausa. Esse alimento supernutritivo é ingerido apenas pela abelha-rainha, que vive vinte vezes mais do que as abelhas operárias. Estas vivem quatro ou cinco meses, enquanto a rainha vive em média cinco ou seis anos. Sua longevidade é atribuída à sua dieta, que consiste unicamente em geléia real. Esta contém toda uma série de aminoácidos, vitaminas, minerais, enzimas e outros nutrientes que estimulam a incrível fertilidade produtiva da rainha. Ingerida ou aplicada topicamente, os poderosos nutrientes da geléia real melhoram a elasticidade, acetinando e amaciando a pele de tal modo, que ela parece mais jovem e mais fresca.

A geléia real pura pode ser difícil de encontrar, a menos que você tenha acesso a um apicultor. No entanto, misturas preparadas de ginseng e geléia real, ou ginseng, geléia real e morangos *schizi* podem ser encontrados de costa a costa em mercados asiáticos e em casas de alimentos naturais. A geléia real e os compostos de geléia real costumam ser embalados em pequenos frascos de vidro marrom. Tome-a como vitamina ou suplemento alimentar. Você mesma pode estabelecer a quantidade de que precisa e a freqüência com que deve usá-la. Ela é amarga, mas você se sentirá rapidamente estimulada e regenerada, e os seus "calores" logo diminuirão.

ALIMENTOS PARA OSSOS SADIOS

A perda de densidade óssea associada à menopausa pode ser retardada por uma dieta que forneça ao corpo um mínimo de 1.000 miligramas de cálcio. Este pode vir de leite enriquecido com cálcio, leite de soja enriquecido com cálcio, farinha de ossos ou suplementos de cálcio — citrato de cálcio ou carbonato de cálcio são especialmente fáceis de absorver, já que se trata de uma combinação cálcio-magnésio. Os suplementos são mais bem absorvidos com o estômago vazio e não devem ser tomados com cereais, grãos e legumes, visto que esses alimentos podem reduzir a absorção mineral. Se você tem dúvidas sobre a quantidade de suplementação de cálcio de que precisa, consulte o seu médico.

Embora relativamente rica em cálcio absorvível, os queijos e alguns outros produtos do leite, incluindo a manteiga e a margarina, são desnecessariamente ricos em gordura e, em muitos casos, sal.

Os alimentos ricos em cálcio e outros minerais incluem o salmão, o atum, sardinhas, ostras, damascos, figos, brócolos, espinafre e outras verduras.

COMENDO PARA MANTER A SAÚDE, A JUVENTUDE E A BELEZA

As vitaminas e os minerais são um conceito ocidental; todavia, para os nossos objetivos usarei esses termos a fim de descrever alimentos que nos propiciam uma sensação de juventude e beleza em qualquer idade — principalmente antes, durante e depois da menopausa.

Fígado e rins de animais; crustáceos como o camarão, o lagostim e o pitu, ostras e outros mariscos, assim como nozes e legumes, são todos necessários para a perfeita saúde dos cabelos, da pele e das unhas. Ricos em cobre, esses alimentos favorecem a produção de colágeno, um tecido firme, fibroso e elástico encontrado no osso, nos tendões, na pele e na cartilagem. O colágeno mantém a pele e as membranas mucosas úmidas, espessas e fortes, além de tornar o sistema esquelético mais flexível. Esses alimentos são também conhecidos por combater a rigidez nas juntas e a artrite.

Alfafa, banana, morango, brócolos, couve-de-bruxelas, cantalupo, pimenta-de-caiena (cápsico), frutas cítricas, pimentão verde e vermelho, verduras, goiaba, batata, fruto da roseira, espinafre, cereais, batata-doce, tomate e melancia — todos alimentos ricos em vitamina C — também mantêm sadio o colágeno. Quando os ligamentos e os ossos são mais flexíveis, é menos provável que sejam afetados. A vitamina C tem outras propriedades que desafiam a idade. É um poderoso antioxidante e eliminador de radicais livres que combate a inflamação e retarda o processo de envelhecimento. A circulação é grandemente melhorada pelas propriedades de dilatação vascular encontradas nos alimentos e suplementos ricos em vitamina C.

Batata-doce, inhame e outros alimentos ricos em vitamina A e betacaroteno promovem o equilíbrio do fígado e nutrem a pele, mantendo-a flexível e forte. Mamão, damasco, cenoura, melão, tomate e outros legumes e frutos vermelhos, amarelos e cor-de-laranja hidratam e equilibram a pele. A vitamina E funciona com a vitamina A para fortalecer a pele e as membranas mucosas, reduzindo a secura vaginal e fazendo desaparecer as manchas associadas à idade.

Inclua alimentos ricos em vitamina D na sua dieta — óleo de fígado de peixe, peixe gordo, fígado de frango e de vaca, gemas de ovos e produtos lácteos — para trazer ainda mais equilíbrio ao *chi* do fígado e dos rins. A deficiência nesse nutriente vital provoca cabelos frágeis, unhas quebradiças e o rápido envelhecimento da pele. O excesso dessa vitamina cria um clima desfavorável que pode produzir cálculos renais.

Para uma saúde, vitalidade e juventude mais duradouras, limite as gorduras, o sal, o açúcar refinado e os aditivos químicos. Note que eu não disse *elimine* as gorduras. Nosso corpo precisa de ácidos graxos essenciais, encontrados em gorduras poliinsaturadas, para o fortalecimento das membranas celulares e a digestão e metabolização dos alimentos. Como o corpo é incapaz de produzir essas substâncias, e considerando que as nossas células não funcionam normalmente sem elas, devemos suplementar nossas dietas com tais substâncias. Ricas fontes de gorduras poliinsaturadas são: semente e óleo de açafroa, óleo de linhaça, semente e óleo de girassol, óleo de canola, azeitona e óleo de oliva e abacate e óleo de abacate. Outras fontes valiosas são: cavalinha, linguado, truta e outros peixes (não fritos nem defumados), assim como óleo de fígado de bacalhau, camarão, ostra, frutos do mar e algas marinhas, sementes e óleo de moranga e groselha-preta.

Na tradição ocidental convencional, os suplementos do complexo de vitamina B são tomados para a boa saúde da pele, dos olhos e dos cabelos. Os alimentos que fornecem essas vitaminas são também conhecidos pelos médicos chineses como alimentos que trazem equilíbrio ao fluxo de *chi* através dos sistemas do corpo, ajudando a combater a ansiedade, a insônia e a debilitação da libido. Fontes importantes são: grãos integrais, órgãos de animais, ovos, lêvedo de cerveja, couve-flor, couve-de-bruxelas e produtos da soja, incluindo o tofu e o *tempeh*.

Eis algumas receitas saborosas para manter você jovem, bonita e viçosa.

Leite com ovo e mel (yin)

Tome esta bebida saborosa para aliviar sintomas como fraqueza, tontura, esquecimento, respiração curta, insônia, "calores" e suores noturnos. Você verá como ela acalma o seu sistema. Beba-a de noite, à vontade.

Rende 1 porção

250ml de leite integral ou desnatado
1 ovo
Mel a gosto

Ferva o leite. Quebre o ovo num pires e bata levemente para desmanchar a gema. Diminua o fogo, junte o ovo ao leite e mexa durante 1 minuto. Despeje numa jarra grande e adoce com mel a gosto.

Ensopado de inhame chinês e frango (yin/yang)

Todo mundo no seu jantar pensará que você fez uma deliciosa sopa de arroz. Só você sabe que fez um nutritivo ensopado que irá diminuir os seus "calores", aliviar a sua dor nas costas e acalmar a irritação.

Rende 3 ou 4 pratos principais

2 coxas de frango, sem a pele
5 a 7 pedaços de inhame chinês seco (ver Nota)
1/4 de xícara de arroz
250g de peito de frango sem pele e sem osso, cortado em tiras finas
1 pedaço de gengibre de 5cm, descascado e cortado em tiras
2 a 3 dentes de alho, descascados e amassados
1 colher de sopa de molho de soja
1 colher de sopa de óleo de gergelim
4 talos de aipo, cortados em pedaços de 2cm

Ferva 5 xícaras de água, as coxas de frango e o inhame chinês numa panela. Abaixe o fogo e cozinhe por 30 minutos. Retire as coxas de frango. Tire a carne dos ossos e corte-a em pedaços pequenos. Reserve.

Junte o arroz ao caldo e torne a ferver. Abaixe o fogo e continue a cozinhar entre fogo médio e baixo por uns 30 minutos. Não tampe.

Coloque o peito de frango, o gengibre e o alho numa tigela; junte o molho de soja e o azeite de gergelim e mexa para encorpar. Deixe marinar por uns 30 minutos enquanto o arroz cozinha.

Junte as tiras de frango, marinadas, e o aipo à sopa; deixe ferver. Mexa para não grudar. Diminua o fogo; tampe a panela e continue cozinhando por 10 minutos. Junte a carne das coxas e continue cozinhando por mais cinco minutos até que a carne e o arroz estejam completamente cozidos.

Nota: O inhame seco chinês pode ser encontrado nas mercearias asiáticas.

Ding *de frango com noz (yin/yang)*

Que mulher não gostaria de servir um prato que aumenta o desejo sexual? Este tradicional prato chinês faz exatamente isso. Nutrindo a energia yang dos rins, o ding *de frango com noz combate a fraqueza e o cansaço e melhora o apetite sexual.*

Rende 2 a 3 pratos principais

3 colheres de sopa de óleo vegetal
1/2 xícara de metades de nozes
2 a 3 dentes de alho, descascados e amassados
1 pedaço de gengibre de 5cm, descascado e finamente fatiado
250g de peito de frango sem osso, sem pele e cortado em pedaços de 1,5cm
2 a 3 talos de aipo, cortados em pedaços de 1,5 cm
Sal a gosto

Molho
1 colher de sopa de molho de soja
1 colher de chá de açúcar
3 colheres de sopa de maisena

Esquente o óleo numa panela. Frite, mexendo sempre, as nozes, o alho e o gengibre. Junte o frango e o aipo e frite, mexendo sempre, por 5 minutos.

Junte 1 xícara de água aos ingredientes do molho numa xícara de medidas e mexa até dissolver a maisena.

Despeje a mistura de frango e continue cozinhando por 2 a 3 minutos até o molho começar a engrossar. Junte sal a gosto.

Se quiser, sirva com arroz.

Chá de tâmara vermelha (yin/yang)

As mulheres chinesas bebem este chá saboroso e nutritivo de manhã e na hora de dormir para diminuir a angústia e o nervosismo freqüentemente associados à menopausa. Você pode não se sentir histérica ou demasiado angustiada, mas certamente se sentirá nervosa nessa fase de grande mudança. Esta bebida simples deixará você à vontade.

Rende 2 porções

1 inhame pequeno, descascado e cortado em pedaços de 0,5 cm
6 a 8 tâmaras vermelhas chinesas (ver Nota)
4 pedaços de raiz de alcaçuz chinês (ver Nota)
2 colheres de sopa de germe de trigo

Coloque todos os ingredientes numa panela, junte 4 xícaras de água e cozinhe em fogo brando por 30 minutos, até o líquido se reduzir pela metade. Mexa de vez em quando. Coe o líquido e beba quente ou frio.

Nota: As tâmaras vermelhas chinesas e o alcaçuz chinês podem ser encontrados nas mercearias asiáticas ou nas casas de produtos naturais.

GLOSSÁRIO

Aipo. De energia neutra e sabor adocicado, o aipo é um suave alimento tônico e refrescante para o estômago e o fígado. Afeta o sistema digestivo e estimula a eliminação de restos.

Alcaçuz chinês. Essa erva adocicada com energia neutra afeta as funções do estômago e do baço. Tanto estimula como suprime o apetite, conforme as necessidades do corpo. Importante auxiliar digestivo, o alcaçuz também dispersa a febre e combate a tosse e a dor de garganta. A raiz, conhecida por combater as bactérias, é eficaz contra a erupção cutânea, purifica e cura as dores epidérmicas. Poderoso inibidor de problemas de pele como a acne, essa popular erva chinesa é usada como fator de equilíbrio para contrapor-se a quaisquer toxinas ou venenos na maioria das prescrições de ervas. É benéfica para todos os órgãos.

Alho. Uma das ervas mais versáteis usadas pelos chineses, o alho, um bulbo quente e picante, é conhecido pelas suas propriedades antibióticas. Afeta o baço, o estômago e os pulmões e é considerado um auxiliar da digestão.

Amendoim. Alimento de energia neutra, o amendoim estimula o apetite e lubrifica os pulmões. Fervido com arroz, o amendoim faz um ensopado que, ministrado às mães que amamentam, promove a produção de leite.

Anis/anis-estrelado. Esse condimento quente, picante e adocicado estimula a circulação de energia yang através da pele e dos músculos. Agindo sobre o baço, os rins e o fígado, pode ser fervido — sete anises-estrelados e sete cabeças de cebolinha-verde em três xícaras de água, reduzidas a uma xícara — e tomadas como chá para tratar a constipação e desintoxicar o sistema.

Arroz. Quer você esteja usando arroz integral, arroz branco ou arroz viscoso, esse cereal de energia neutra atua como um tônico energético que afeta o baço, o estômago e os pulmões. Uma colher de sopa de arroz, misturado com suco de gengibre fresco, é ótimo para aliviar o enjôo matinal.

Astrágalo. Nome chinês: *Huang Chi*. Eficaz tônico cardíaco e energético, dotado de energia ligeiramente quente ou yang, essa erva é conhecida por regular a pressão arterial e o açúcar no sangue, melhorar a circulação na carne e na pele, ativar o sistema imunológico e promover a cura de feridas. Os órgãos mais influenciados pelo astrágalo são o baço, os pulmões e os rins.

Batata-doce. Alimento rico em energia neutra que atua como um tônico energético yin para os rins, a batata-doce pode ser usada em sopas que facilitam a digestão, lubrificam os intestinos e, usada numa sopa doce, ajuda a combater o desconforto da gravidez.

Canela. A casca da canela é seca e usada como tempero em muitos pratos chineses. Sua energia quente e picante e suas propriedades adoçantes agem sobre os rins, o baço e a bexiga. Dissolvido em vinho de arroz, é dada às mães após o parto para aliviar a dor. A canela também é usada como auxiliar digestivo. Os brotos de canela são usados para aquecer o corpo por promover a circulação sangüínea e provocar a transpiração, aliviando a dor da artrite, que piora quando a pessoa se expõe ao frio.

Cevada. Versátil cereal que pode ser usado em sopas e ensopados, assim como em tratamentos de esfoliação da pele, a cevada tem uma energia fria que regula a digestão, estimula a micção e favorece a eliminação.

Chi. Energia vital ou força vital. O sopro de vida.

Chicória. Estimulante do apetite e auxiliar digestivo, a chicória é conhecida por ativar o sistema nervoso central. Os órgãos afetados pela chicória são o fígado e a vesícula biliar.

Coco e leite de coco. A polpa de coco tem energia neutra, enquanto o leite é quente. Ambos são considerados importantes na prevenção do envelhecimento prematuro.

Cogumelo em botão. O cogumelo em botão, encontrado em qualquer mercearia, é um alimento de energia fria com um sabor levemente adocicado que afeta o estômago, os intestinos e os pulmões. É conhecido por diminuir a gordura do sangue. O botão de cogumelo também é usado pelas suas propriedades antibióticas.

Cogumelo orelha-de-pau. Esse cogumelo escuro é de energia neutra e tem sabor adocicado. É um bom tônico para o estômago e o intestino grosso, ajudando o corpo a digerir os alimentos de maneira apropriada e completa.

Dang quai. Erva nutritiva usada para acelerar a convalescença, o *dang quai* é provavelmente a mais conhecida das plantas "fêmeas", usada para combater as cólicas menstruais e deter a diarréia. Empregado para fortalecer a energia *chi* no estômago e no baço, aquecendo esses órgãos quando eles sofrem do excesso de energia fria. O *dang quai* também é usado como tônico do sangue e é conhecido por acelerar o processo de cura das contusões.

Erva-doce. As sementes de erva-doce são quentes e picantes, promovendo a circulação de energia através dos rins, da bexiga e do estômago. A raiz da erva-doce, que também é quente, tem sabor adocicado e picante. Ambas são usadas para trazer calor aos rins e estimular a circulação de energia para aliviar a dor.

Feijão-azúki ou feijão-vermelho. Alimento de energia neutra, esse feijão ligeiramente adocicado é de fácil digestão, o que faz dele uma parte importante da dieta de qualquer pessoa enferma. Indicado também para crianças e idosos. Para as mulheres menstruadas, o feijão-azúki, usado em sopa ou ensopado, serve para regular o fluxo.

Folha de lótus. Erva muito popular, usada como diurético em casos de retenção de água, a folha de lótus também é muito eficaz como tônico para o baço. Tem energia natural e um sabor levemente adocicado. A folha de lótus costuma ser usada para ajudar a eliminar o edema e a gordura e combate a pressão baixa.

Framboesa *longan*. Também usada para aliviar a retenção de água, a framboesa *longan* traz uma energia quente ao corpo que melhora as condições do coração e do baço. De sabor doce, a framboesa *longan* é conhecida por estimular ou suprimir o apetite de acordo com as necessidades do corpo. Essa erva é a polpa de uma frutinha redonda mais ou menos parecida com a lichia. A casca do *longan* é lisa e de cor escura, diferentemente da casca da lichia. Alguns livros usam erroneamente a palavra *longan* para designar a uva-do-mato.

Geléia real (*fengwang*). A geléia real é o alimento supernutritivo da abelha-rainha. As abelhas-rainhas vivem vinte vezes mais que as abelhas operárias. Estas vivem em média de quatro a cinco meses; a rainha vive em média de cinco a seis anos. Essa longevidade é atribuída à sua dieta, que consiste unicamente em geléia real. Esta contém toda uma série de aminoácidos, vitaminas, minerais e enzimas. Essa geléia estimula a incrível fertilidade produtiva da rainha. A geléia real pura é mais difícil de encontrar; certifique-se de que ela é fresca e conserve-a na geladeira. Use durante seis meses. Quando procurar frascos de preparados chineses misturados previamente, veja se encontra a palavra *fengwang*. Ela significa geléia real.

Gengibre. Importante agente desintoxicante, a raiz de gengibre tem energia quente que alivia a náusea, acaba com o frio, induz a transpiração e afeta o estômago, os pulmões e o baço. Misturado com suco de laranja, o gengibre torrado combate o enjôo que algumas pessoas sentem quando estão em veículos em movimento. Adicionado à água fervente até dar-lhe a cor de um chá fraco e adoçado com mel, o gengibre aquece os sistemas do corpo e combate os sintomas do frio.

Gingko biloba. As castanhas de *gingko* ajudam a equilibrar a umidade dos pulmões, alivia a tosse, reduz o catarro (muco) e a secreção vaginal. O *gingko* fomenta a energia quente através do corpo, ajudando a ativar o sangue e a reduzir a gordura. É um diurético brando e um antídoto natural contra a intoxicação alcoólica. Use o *gingko* moderadamente. Embora seja uma das mais populares ervas nutritivas e seja também usada na culinária cotidiana, a castanha de *gingko* contém toxina leve, principalmente na parte intermediária. Embora eu nunca tenha ouvido falar de alguém que tenha sido envenenado por ele, sempre é bom manter o equilíbrio e nunca ingeri-lo em demasia.

Ginseng. O ginseng é considerado a primeira erva tônica chinesa. O *Clássico do Imperador Amarelo de Medicina Interna* diz: "O ginseng é um tônico para as cinco vísceras; abranda o vigor, harmoniza a alma, previne o medo, expele as energias viciosas, traz brilho aos olhos e melhora a visão, abre o coração, beneficia a compreensão e, tomado durante certo tempo, revigora o corpo e prolonga a vida." O ginseng é um tônico energético que substitui o *chi* perdido para os meridianos e os órgãos. Diz-se que beneficia a mente, a alma e o espírito, assim como o corpo. Isso explicaria a sua popularidade ao longo de 2 mil anos. O ginseng mais comum e mais fácil de encontrar é o ginseng coreano.

Ho Shou Wu. Essa raiz semelhante à batata tem um equilíbrio ligeiramente quente ou yin-yang. Nutre o sangue e o sêmen, combate a constipação resultante do ressecamento dos intestinos, o inchaço das glândulas linfáticas, os abscessos e as úlceras, a insônia; e é famoso como tratamento para cabelos prematuramente encanecidos.

Inhame. Alimento doce e de energia neutra, o inhame é usado como tônico para o baço, os pulmões e os rins. Algumas variedades têm alto teor de fitoestrogênio, e todas são eficazes para regular o nível de açúcar no sangue nos diabéticos.

Mel. Maravilhoso humectante com propriedades antibióticas, o mel traz energia neutra ao corpo. Afetando os pulmões, o baço e o intestino grosso, o mel combate os problemas estomacais, alivia a constipação e trata a hipertensão. Aplicado externamente, ele alivia a dor de queimaduras e elimina manchas.

Melancia. Alimento com energia fria, essa fruta de sabor doce estimula a micção e lubrifica os intestinos. Afetando o coração, o estômago e a bexiga, a melancia fresca pode ser ingerida para curar a ressaca e estimular a função da bexiga. A casca da melancia pode ser seca e depois fervida em água como chá para combater a hipertensão, o diabetes e as doenças renais.

Melão-amargo. Também conhecido como abóbora amarga, esse melão verde e macio vem sendo usado desde a Antiguidade para combater a pressão alta, a intoxicação por gorduras e a retenção de água provocada por vários fatores, incluindo as doenças renais, as cardiopatias e a cirrose. O suco fresco desse melão de inverno também pode ser aplicado ao rosto para ajudar a eliminar sardas e vermelhidão do nariz causadas pelo excesso de energia quente ou tomado para aliviar a insolação e a sede. A casca costuma ser usada nos remédios chineses com excelentes resultados.

Milho e barba de milho. Usados freqüentemente pelos herbanários chineses para promover a micção, o milho e a barba de milho (que costuma ser secada e tomada como chá) têm energia neutra que afeta os rins e o trato digestivo.

Pepino. Importante alimento usado para aliviar a acne, o pepino tem uma energia refrescante que alivia os problemas da pele quente. Aplicado externamente, também é usado para aliviar queimaduras.

Rabanete. Essa raiz fria, picante e adocicada afeta o estômago e os pulmões. O rabanete é usado para tratar uma variedade de doenças, desde a indigestão até o resfriado e a dor de cabeça. O suco de rabanete fresco é bom para combater a ressaca e, misturado com suco de gengibre, cura a laringite.

Semente preta de gergelim. Tônico eficaz para o fígado e os rins, a semente de gergelim é usada para acabar com a pele seca, estimular a secreção de leite nas mães que amamentam e reverter o encanecimento prematuro dos cabelos.

Soja, coalhada de soja. A energia da soja e produtos de soja como o tofu e o *tempeh* dependem do modo com que são preparados. Alimento poderosamente desintoxicante, a soja é usada como tônico energético, influenciando o baço, o estômago e o intestino grosso.

Tâmara vermelha chinesa. Repleta de energia quente, essa fruta seca de sabor adocicado, largamente encontrada em mercearias chinesas e em casas de ervas, é um tônico eficaz para o baço, o *chi*, e o sangue. Tem propriedades desintoxicantes e afeta o baço e o estômago.

Tofu. Ver Soja.

Trevo. Masque um ou dois trevos e esse condimento quente e picante melhorará a respiração. O trevo aquece os órgãos internos, especialmente o estômago, o baço e os rins.

Uva-do mato. Framboesa seca, avermelhada e semelhante à uva, a uva-do-mato nutre e purifica o fígado e a vesícula biliar. É doce e pode ajudar a suprimir o apetite, o que a torna valiosa no controle do peso.